한의사 아빠가 딸에게 들려주는

생리 콕! 불임 뚝!

자궁의 일생

한의사 아빠가
딸에게 들려주는

생리 콕!
불임 뚝!

자·궁·의·일·생

저자 박영철(하이미즈한의원 원장)

건강다이제스트社

책을 펴내면서…

세상이 정말이지 많이 달라졌다.
저자가 학교 다닐 때만 해도 성에 대한 지식과 이성문제는 금기시 되던 시절이어서 다들 무지하거나 많지 않은 음서를 통한 추측성 정보들을 가지고 서로 맞다, 아니다를 놓고 싸우던 시절이 있었다. 불과 30년 정도 사이에 세상은 성에 대한 어떠한 장벽도 없는 듯이 다 드러나 있고, 우리 아이들도 일상적인 대화나 정보같이 아무렇지도 않게 접하고 있다.
예전엔 어쩌다 길에서 주운 주간지의 누가 누구랑 사귄다, 어떤 사진이 예쁘고 자극적이다 등의 대화가 이제는 인터넷상에서 전세계의 스캔들과 가십거리로 넘쳐나는 게 현실이다.
이런 와중에 보다 정확하고 자세한 여성의 성에 대한 시작과 과정, 끝에 대한 일목요연한 정보가 결여된 것 같아 이를 아쉬워하며 20년의 임상과정에서 환자들과의 대화내용을 비롯해 부끄러워 잘 드러내놓고 묻지 못하던 내용들, 알아야 되겠다고 생각하던 정보들을 정리해 보았다.

사춘기가 시작되어 여자가 되어간다고 들뜨는 어린 여자아이들부터 이런저런 사정으로 생리가 불순하거나, 생리통으로 고민하는 20대, 임신이 잘 되지 않아 속을 끙끙거리며 썩고 있는 30대, 근종 · 내막증 · 난소 물혹 등으로 고민하는 20~40대, 폐경을 맞아 인생의 전환점을 받아들여야 하는 50대까지 궁금증을 해소하고 대책을 세울 수 있는 지침서가 되고자 한다.

해가 뜨고 지고, 달이 차서 기울고, 샘이 모여 강물이 되어 바다로 흘러 다시 대기 중으로 사라지는 순환의 연속같이, 성이란 것도 어렵다거나 숨기는 게 아니라 어길 수 없는 순리로 이해되어야 한다. 또 생리란 여성에게 있어 엄마가 되어 새로운 생명을 창조하는 지위를 누릴 수 있는 것이며, 여성 건강의 척도로서 매우 소중하게 다루어지고 관리해야 한다.
더불어 자궁과 난소, 자궁내막 등이 어떻게 관리되어야 하는지도 여성들은 숙지하여야 하는 중요한 일생의 요인이다.

10대의 생리에서는 생리를 접하면서 이게 뭔지, 어떻게 대처해야 하는지, 생리통, 생리불순이란 뭔지 등을 당황하지 않도록 설명해놓았다.
20대의 생리에서는 자궁과 생리, 난소에 관련된 질환들, 조기폐경, 다낭성 난소 등과 대처법을 중심으로 다뤘다.
30대의 생리에서는 불임을 비중 있게 다루었고 40대의 생리에서는 자궁, 난소 질환들과 폐경을 준비해야 하는 상태를, 50대의 생리에서는 폐경을 맞아 몸을 관리하고 새로이 전환하는 여성에 대한 정보들을 다루었다.
이 책이 어린 자녀부터 어른들까지 두루 유익하고, 부모님이 어린 자녀 옆에서 재미있게 읽어줄 수 있도록 가족 간의 소통에 도움이 되었으면 한다.

책이 나오기까지 교정을 도와준 이 실장, 궂은 일을 해준 이명희, 김은정, 김다혜, Jerry에게 고맙다고 전하고 싶고, 항상 자식들 때문에 마음고생 하시는 어머니, 저자가 공부를 아주 많이 하기를 원하셨으나 먼저 돌아가신 아버님께 이 책을 바칩니다.

2009년 9월 가을 문턱에서…

하이미즈한의원 원장 **박 영 철**

Contents

Part 01 꿈 많은 10대 생리 이야기
– 생리통·생리불순 대책 세우자 –

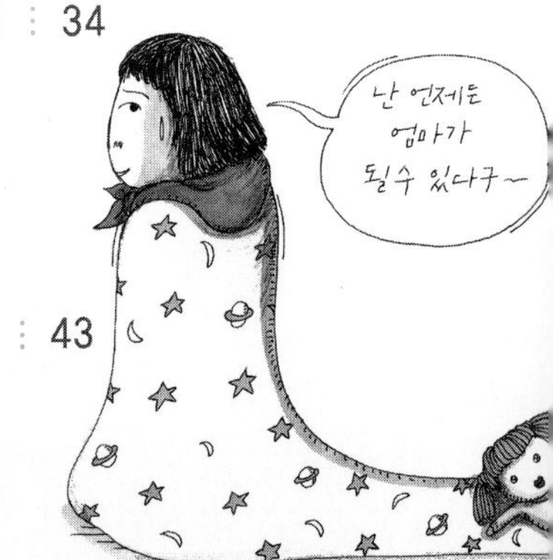

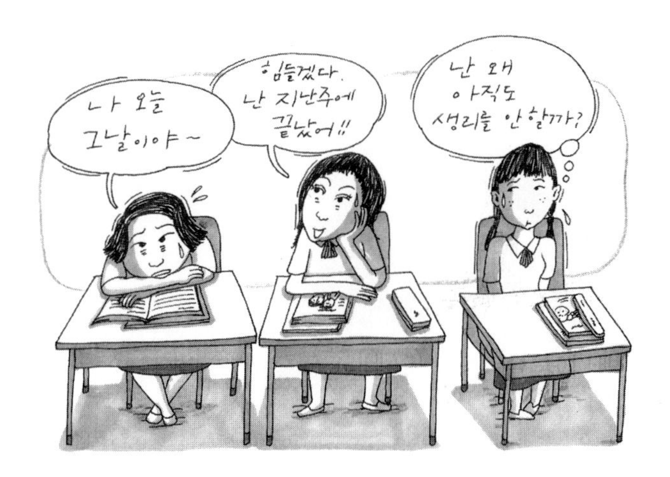

Part 02 인생의 황금기 20대 생리 이야기
– 조기폐경·다낭성 난소를 조심하자 –

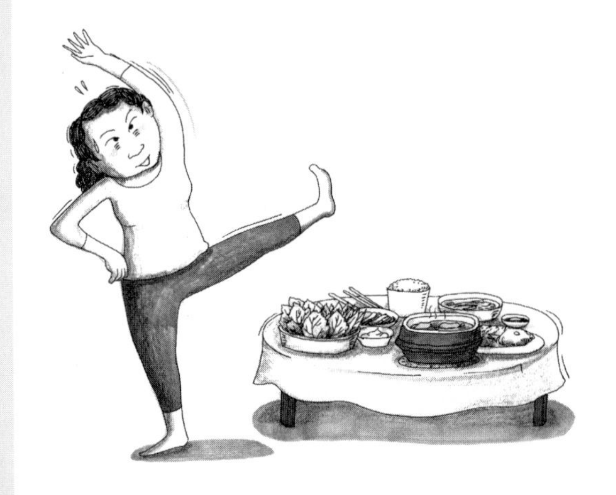

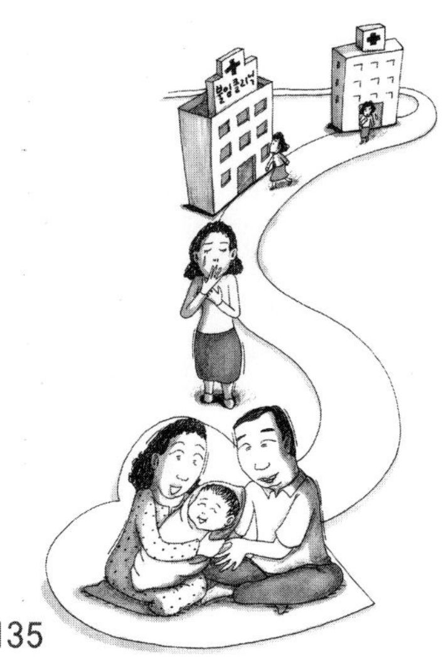

Part 03 성숙한 30대 생리 이야기

– 불임을 이기자 –

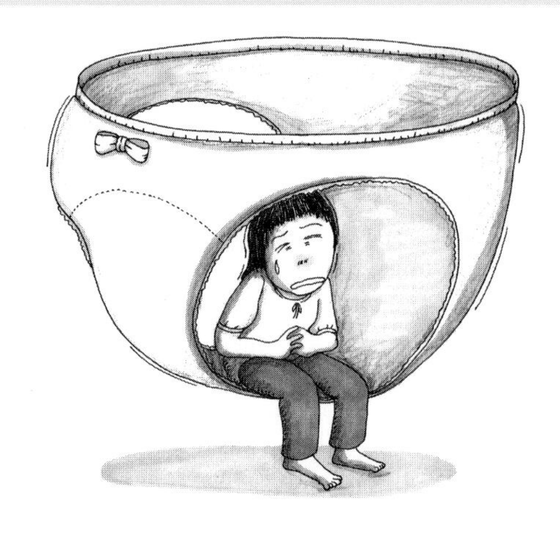

Part 04 완숙미 물씬~ 40대 생리 이야기 – 갱년기 가볍게 뛰어넘기 –

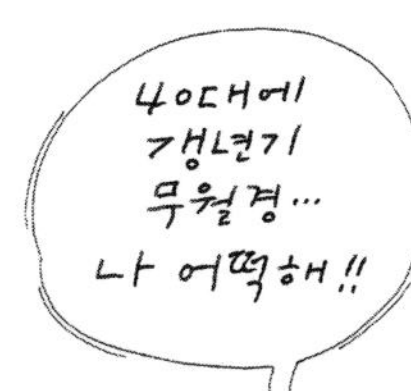

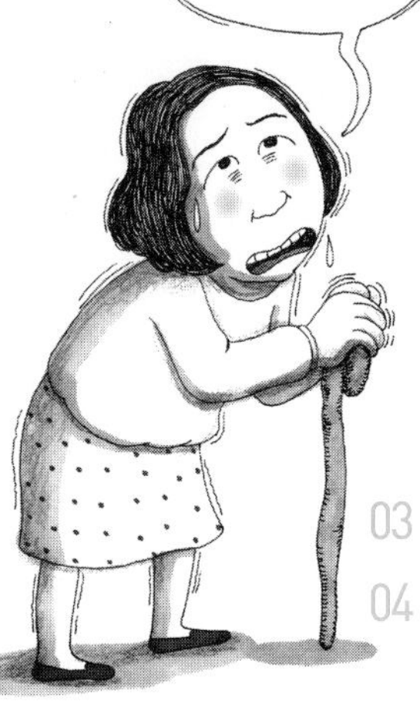

Part 05 또 다른 시작점 50대 생리 이야기
- 폐경관리에 힘쓰자 -

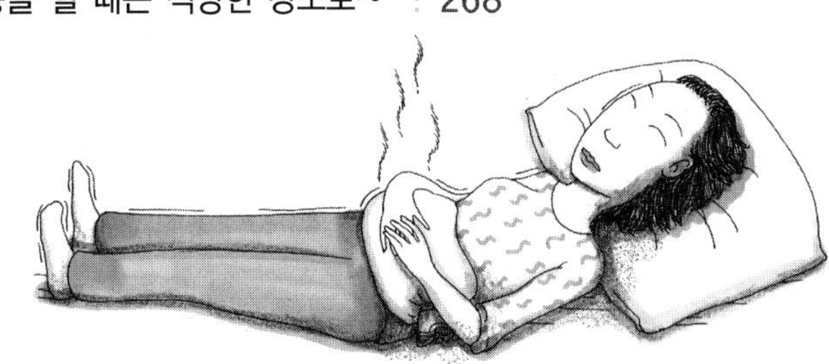

Part. 1

한의사 아빠가 딸에게 들려주는

생리 쿡! 불임 뚝!
자궁의 일생

꿈 많은 10대

생리 이야기

- 생리통 · 생리불순 대책 세우자 -

01_꿈 많은 10대 생리 이야기

생리는 왜 여자만 할까?

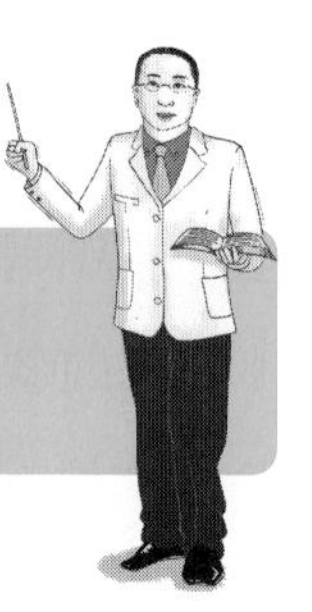

"엄마, 왜 여자들만 생리를 해요? 남자애들은 그런 거 안 해서 너무 좋은 것 같은데…. 한 달에 한 번씩 피를 흘린다는 게 너무 귀찮고 창피해."

올해 열두 살 난 지영이의 볼멘소리다.

"지영아, 그건 아이를 낳을 준비를 네 몸 안에서 하고 있어서 그래. 남자애들은 아이를 낳지 않잖니? 다 우리 지영이가 엄마가 되기 위한 준비과정이란다."

엄마의 말이 흡족한 것은 아니지만 지영이는 한 발 물러선다.

여자로 태어나면 좋거나 싫거나 한 달에 한 번씩 겪게 되는 것이 바로 생리다. "한 달에 한 번씩 매직에 걸린다."라는 광고 카피처럼 여성으로 태어났다면 누구나 피해갈 수 없는 것이 바로 생리다. 그러면 생리는 왜 여자들한테만 생기는 현상일까?

간단하게 말한다면 임신을 위한 자궁의 준비가 그 목적을 달성하지 못해 미리 준비했던 장치들이 자궁 밖으로 나오는 현상을 말한다. 생리는 자궁 내막에 쌓여진 양분이 임신이 되지 않아 밖으로 배출되는 현상이기 때문이다.

임신을 할 수 있는 조건을 갖춘 여성, 즉 가임기 여성들의 생식기는 임신을 위해서 여러 가지 준비를 하게 된다. 그 중 난자를 성숙하게 만들어 난소에서 배출시키는 일을 함과 동시에 난자가 자궁에 붙어서(착상) 자랄 수 있도록 자궁 내막을 두텁고도 울창하게 만드는 일을 하게 된다.

그러나 이와 같은 준비를 하고 기다리고 있을지라도 난자가 수정되

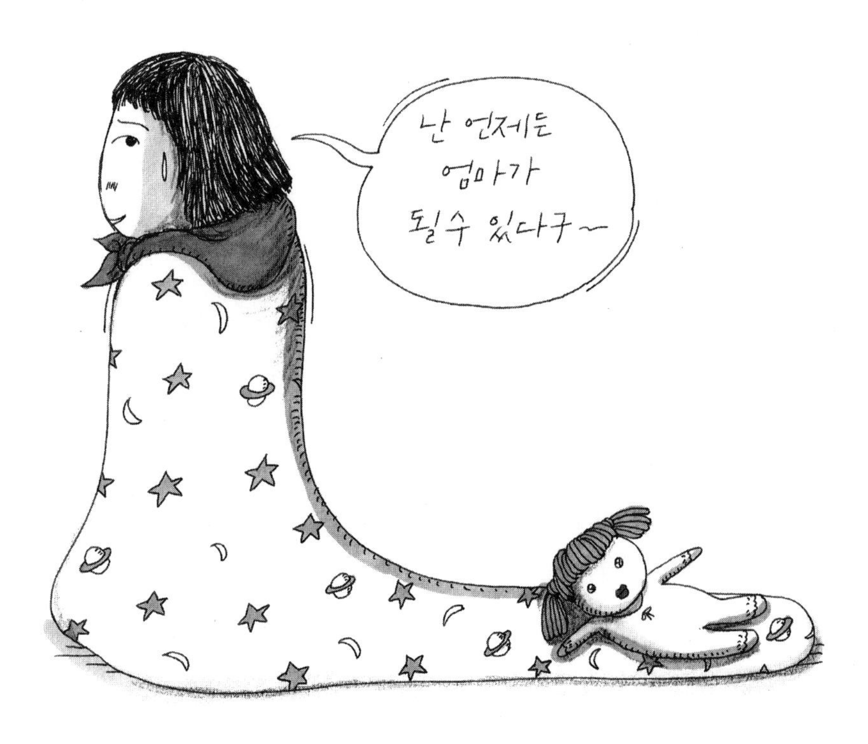

지 않으면 난자는 죽어버리고 두터워진 자궁 내막은 떨어져 나오게 된다. 이것이 바로 생리혈이다. 약 28일을 주기로 매달 반복된다. 우리는 이것을 달이 차고 기우는 주기와 같다 하여 '월경' 또는 '생리'라는 단어로 표현한다.

여성들이 매달 쏟아내는 생리혈에는 혈액을 비롯해 자궁경관의 점액, 자궁 내막의 박탈물, 외음부 피지선의 분비물 등이 섞인 혼합물로 구성되어 있으며, 개인에 따라 약간의 차이는 있다.

보통 한 번에 배출되는 생리혈의 양은 100~300cc 가량이 평균이다. 이 가운데 순수한 혈액은 30~70cc 정도며, 나머지는 몸 안에 고였던 찌꺼기가 배출되는 것이다. 이처럼 생리는 자궁경관을 통해 혈액뿐 아니라 체내의 노폐물도 같이 배출시킨다.

☞ 진료실 Tip

생리 때 내 몸속 노폐물이 술술 잘 나오게 하려면…

생리가 끝나고 남아있는 생리혈은 우리 몸에 좋지 않은 영향을 미칩니다. 따라서 생리 때는 가볍게 몸을 움직여 생리혈이 내 몸속에 노폐물로 남지 않도록 해주는 것이 좋습니다. 이때 도움이 되는 요법으로는 생강차, 대추차 등 카페인이 없고, 몸을 따뜻하게 해주는 차를 마시는 것이 좋습니다. 허브차를 마시는 것도 도움이 됩니다. 또 족욕을 해주는 것도 좋고, 가벼운 요가체조, 스트레칭 등을 해주면 좋은 효과를 볼 수 있습니다.

01_꿈 많은 10대 생리 이야기

아직 초등학생인데 벌써 생리가…

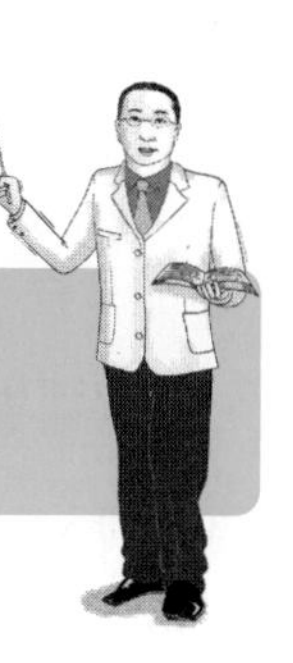

"엄마, 나 거기서 피가 나와. 병에 걸렸나봐…."

"어머, 벌써! 아니란다. 그것은 우리 수영이가 이제 어른이 되었다는 신호야. 걱정 안 해도 된단다."

초경이란 여자로 태어나 처음 생리를 경험하게 되는 것을 말한다. 또 생리는 사춘기에 접어들었다는 신호이기도 하다. 이제 성숙한 여인으로 거듭났다고 말할 수 있지만 곧 임신을 할 수 있다는 말은 아니다. 초경이 시작되었다고 하더라도 대략 6개월에서 1년 정도는 생리가 매우 불규칙하기 때문이다.

우리나라 여학생들의 초경 나이가 점점 빨라지고 있다. 이러한 현상은 단지 우리나라뿐만 아니라 전 세계적인 공통점이기도 하다. 최근 여학생들의 초경 나이는 평균적으로 초등학교 6학년 때로 나타났다.

국립보건원에서 서울과 안산 지역 여성 1061명을 대상으로 조사한

바에 의하면 70~80년대의 여성은 16.8세에 초경을 경험하였으며, 반면에 요즘 10대는 12.7세로 나타났다.

연령대별로는 50~60대가 70대와 비슷한 16.8세, 40대는 16.1세, 30대 15.2세, 20대 14.5세로 나타났다. 이 결과에 의하면 10년에 0.67세씩 빨라졌으며, 60년대 이후에 출생한 여성들부터 초경의 시기가 더 빨라진 것으로 분석됐다. 그러나 성장이 훨씬 빠른 아이의 초경은 초등학교 2~4학년 경부터 나타난다.

이렇게 초경이 점점 빨라지는 원인은 매우 다양하다. 초경에 영향을 주는 요인으로는 민족, 문화양식, 경제적 조건, 기후, 유전 등이 있다. 게다가 도시에서 생활하느냐 아니면 시골에서 생활하느냐에 따른 지역차, 생활환경에 의한 사회적 계층간의 차이, 건강 조건 등이 있지만 초경의 시기를 앞당기는 가장 중요한 원인은 식생활의 변화라고 할 수 있다.

전형적인 성조숙증은 뇌의 시상하부, 뇌하수체 등의 이상 또는 뇌, 고환, 난소 등에 생긴 종양 등에 의해 여아의 경우 2~3세에 이미 유선이 발달되고 만 8세 이전에 초경을 하며, 남아는 9세 이전에 성인의 몸을 가지는 경우에 해당된다.

하지만 지금의 아이들은 위와 같은 심각한 질환이 아닌, 발달된 과학기술, 서구화된 음식, 환경호르몬 등의 영향으로 보아야 할 것이다. 그 결과 성호르몬 분비가 촉진되어 나타나는 다소 '빨라진 사춘기'라 정의하는 것이 옳을 것 같다.

현대사회의 빨라진 사춘기의 원인은 과학기술의 발달, 생활습관과 환경오염, 식습관 등과 연관이 깊다. 과학의 발달로 인해 편리해진 삶을 살게 되면서 운동량이 매우 부족해졌다. 또 컴퓨터, TV, 게임 등이 뇌를 자극시켜 성호르몬의 분비를 촉진하고 아이들의 정서발달에도 악영향을 줄 수 있다. 또 서구화된 식습관으로 인해 열량을 과도하게 섭취함으로써 비만을 초래하고 비만아의 체지방 세포에서 분비되는 렙틴이 성호르몬을 자극하게 된다.

그 뿐만 아니라 각종 플라스틱 제품류 사용과 공장, 자동차의 매연 등 다양한 환경호르몬의 영향으로 성호르몬 분비에도 영향을 미치는 것으로 알려져 있다. 이밖에도 무분별한 호르몬제품 사용, 성문화의 노출, 사교육 열풍으로 인한 학업 스트레스, 콜레스테롤 음식, 트랜스 지방 음식 등이 성호르몬 분비를 촉진시키게 된다.

☞ **진료실 Tip**

너무 빠른 초경 막는 식생활 포인트

- 인스턴트음식, 패스트푸드, 동물성 지방이 많은 음식, 튀긴 음식 등을 멀리하고, 웰빙 식단 위주의 식생활이 좋습니다.
- 밥은 현미 위주의 잡곡식을 먹고, 채소와 과일은 많이 먹도록 하되 지나친 육류 위주의 식생활은 가급적 적게 먹도록 우리 아이들을 지도해주세요.

01_꿈 많은 10대 생리 이야기

초경 파티, 인기를 잃다!

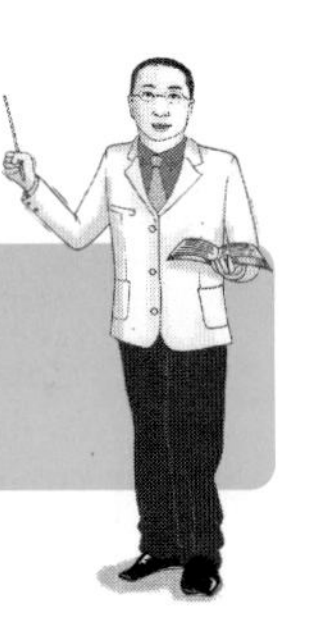

"우리 딸래미가 벌써 초경을 했다고? 벌써! 다 컸네. 초경 파티라도 해주어야겠는 걸."

그러나 '초경파티' 라는 단어도 이제는 백과사전에나 나오는 말이 되어버린 게 아닌가 싶다. 필자의 경험에 의하면 요즘 엄마들은 딸의 초경에 대해 그리 달갑지 않은 표정들을 많이 볼 수 있다. 수년 전만 하더라도 딸아이가 초경을 하게 되면 어른이 되었다는 의미로 엄마들은 딸아이의 월경을 반갑게 맞아주며 초경파티를 해주는 경우를 자주 볼 수 있었다.

그러나 요즘은 딸아이의 초경을 축하하기는커녕 오히려 반갑지 않은 손님으로 치부하는 엄마들이 점점 더 늘어나고 있다. 속내를 들여다보면 아직 더 커야 할 아이의 성장이 멈추었다는 선입견에 오히려 실망이 더 크기 때문이다.

초경이 빨라지는 가장 큰 이유는 식생활의 변화 때문이다. 과거 엄마들은 영양의 질보다는 단순히 배를 채우는 데 급급했다. 그러나 요즘의 아이들은 햄버거, 피자 등 인스턴트식품에 너무 많이 노출되어 있다. 오히려 밥 먹기를 꺼려하는 아이들이 점점 늘어나고 있다.

이러한 음식들은 고단백, 고지방의 음식들이다. 그리고 이들 음식들은 소아비만의 가장 큰 원인이 된다. 비만은 곧 초경을 앞당긴다는 말과 같다.

의학적으로 본다면 초경을 앞당기는 원인으로는 체지방량과 체중을 들 수 있다. 체지방은 몸에 분해되지 않고 남아있는 지방을 말한다.

여학생들의 체지방량이 28% 이상 되었을 경우와 전체중이 41kg 이상일 경우에는 그렇지 않은 여학생에 비해 초경이 빨리 올 수 있다.

사춘기의 시작은 어릴 때의 체지방량과 신체적 활동 정도와 매우 밀접한 관계를 가지고 있다. 한 조사에 따르면 초경을 한 여학생들의 평균 신장이 초경을 경험하지 못한 학생들에 비해서 대략 6cm 더 크다는 것이 이것을 증명하고 있다. 또 체중에 있어서도 평균 체중이 10kg 정도 더 무겁다. 결론적으로 말해 체지방이 많고 신체적 활동이 적은 여학생일수록 초경을 경험하는 나이가 더 빠르다고 할 수 있다.

☞ 진료실 Tip

초경 나이는 몇살?

일부 우리나라 엄마들은 초경도 유전된다고 믿는 경우가 종종 있습니다. 물론 초경이 빨라지는 원인 중에 유전적인 요인도 무시할 수 없습니다.

'내가 늦었으니까 내 딸도 늦을 것이다.' 라고 생각하는 것은 절대 금물입니다. 과거 어머니들의 어릴 때와 지금과는 환경이 너무도 판이하게 달라졌습니다. 각 연령대별로 초경의 나이가 조금씩 빨라지고 있다는 것이 증명되었고, 이제 유전적인 요인으로 딸의 초경 나이를 어림잡는다는 것은 매우 어리석은 일입니다.

그렇다면 우리 아이 초경 나이를 알아볼 수 있는 방법은 없을까요? 현재로선 초경 나이를 정확하게 알 수 있는 방법은 없습니다. 다만 성호르몬검사를 해보면 좀 더 정확하게 유추할 수 있습니다.

여아의 평균 사춘기 발현은 만 10세에 시작되어 초등학교 6학년을 전후로 초경을 하게 되며, 사춘기 기간은 일반적으로 2~3년 정도입니다. 30년 전의 부모 세대에는 가슴이 발달되면서 2년 정도 후인 중학교 1학년을 전후로 초경이 나타났지만 최근엔 사춘기가 시작되면 1년 내에 초경이 시작되고 있습니다. 따라서 사춘기 시작부터 초경까지의 기간도 짧아지고 있습니다. 또 대부분 초경이 사춘기의 시작으로 알고 있는 부모들이 많은 데 초경 이전에 가슴의 발달, 가슴의 몽우리, 음모 등을 잘 살펴보고 또래보다 발육상태가 빠른지를 살펴보는 것이 필요합니다.

참고로 남아의 사춘기 첫 변화의 시작은 고환이 커지기 시작하면서입니다. 고환의 장축 길이가 2.5cm 이상일 경우 사춘기가 시작된 것으로 보는 데 평균 만 11.5~12세 사이며, 사춘기의 발달은 외음경과 음모로 판단할 수 있습니다.

01_꿈 많은 10대 생리 이야기

생리 주기 계산은 "어려워!"

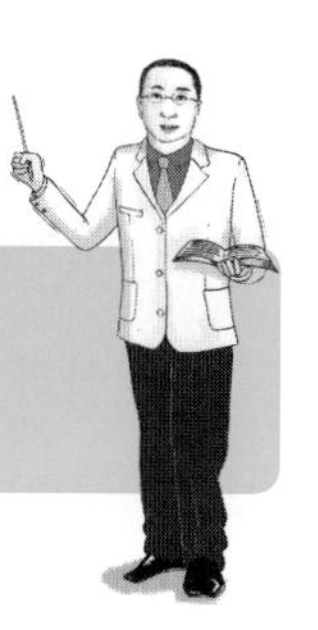

여성의 생리 주기는 생리가 끝난 날부터 계산하는 것으로 잘못 알고 있는 경우가 많다. 그러나 실제적인 생리 주기는 마지막 생리 시작일로부터 다음 생리 시작일 전날까지로 계산하는 것이 정확한 생리주기 계산법이다.

건강한 여성의 생리주기는 보통 26~33일로 보고 있다. 그 중에서도 28일 형이 78% 가량으로 대부분을 차지하고 있다. 그러나 생리 주기는 매우 민감하게 반응하기 때문에 자신의 생리주기가 28일이라고 해도 그 다음에도 꼭 28일이라고 장담할 수는 없다. 때로는 4~5일 정도 빨라지기도 하고 늦어지기도 한다. 이러한 생리주기 변화는 몸의 조절기능의 변화, 걱정거리 및 스트레스 등 많은 변수로 인해 항상 유동적일 수 있다.

하지만 평균적으로 4~6일 전후 생리주기의 변화는 정상으로 보아도 무방하다. 다시 말해 20~30%의 여성들은 2~3일, 약 절반 가량의 여성들은 4~5일 정도, 20% 정도는 6~7일간 생리를 한다. 이런 생리양에 의한 편차도 고려해야 한다.

생리양과 생리주기는 유전적인 요인이 많아 같은 가계의 여성들은 대부분 비슷한 양상을 띠고 있다. 정상적으로 생리를 하는 여성의 생리기간을 5일로 보았을 때 출혈량이 매우 많을 때는 생리 시작 2~3일뿐이다.

생리양은 초경을 경험한지 얼마 안 되는 여성들은 적은 편이고, 성숙하고 출산을 경험한 여성들은 조금 많아지는 경향을 보인다. 보통 사춘기 여성의 생리양은 대략 30~40ml 정도며, 성인 여성의 생리양은 60ml 가량 된다. 출혈하는 생리양의 2/3중 40ml는 혈액이며, 나머지는 분비물과 떨어져 나온 자궁내막조직이다.

생리주기는 항상 주기적인 변화과정을 거치며, 대략 세 번의 반복과정을 거치면서 몸의 변화가 일어난다.

1주기는 생리가 시작되는 기간이다. 정자와의 수정을 실패한 난자와 증식된 자궁내막이 질을 통해 소량의 혈액과 함께 빠져나오게 된다.

2주기는 배란과 관계된 시기다. 시상하부에서 생성된 호르몬과 뇌하수체가 난자를 성숙시키도록 지시를 한다. 그 다음 난소에서 난자가 배출되어 난관을 빠져나오는 시기가 바로 배란기다. 이 기간 동안에 자궁내막은 혈액과 액체로 두껍게 증대된다.

3주기는 생리 전 주기로 자궁이 난자를 받아들여 지속적으로 성숙시키는 시기다.

위와 같은 3번의 주기를 거치면서 여성들은 폐경기에 이르는 40대 후반에서 50대 초가 될 때까지 1개월 단위로 꾸준히 반복한다.

출혈하는 기간은 3~5일간이 가장 많고 나이에 따라 조금씩 변해가면서 30대 중반이 지나면 점점 짧아지는 경향을 보인다. 또한 생리혈의 양도 개인에 따라 천차만별이다. 보통 20~200ml이나 평균 50ml 정도이고 3일째 가장 양이 많고, 그 후에는 점점 줄어든다. 생리양이 오랫동안 계속될 때를 과다월경, 적은 것을 과소월경이라고 한다.

과소월경일 때는 무배란성 월경, 자궁발육 부진, 자궁 위축, 조기폐경 등이 주요 원인이다. 과다월경일 때는 출혈량이 늘어나고 어지럼증, 두통, 숨이 차는 등의 증세를 보이기도 한다.

생리주기
생리 시작
생리중..
생리 끝!!
이날부터 임신이 가능해!!
배란일
마법의 시간이 돌아왔군!
자, 생리 준비하자.
생리 시작

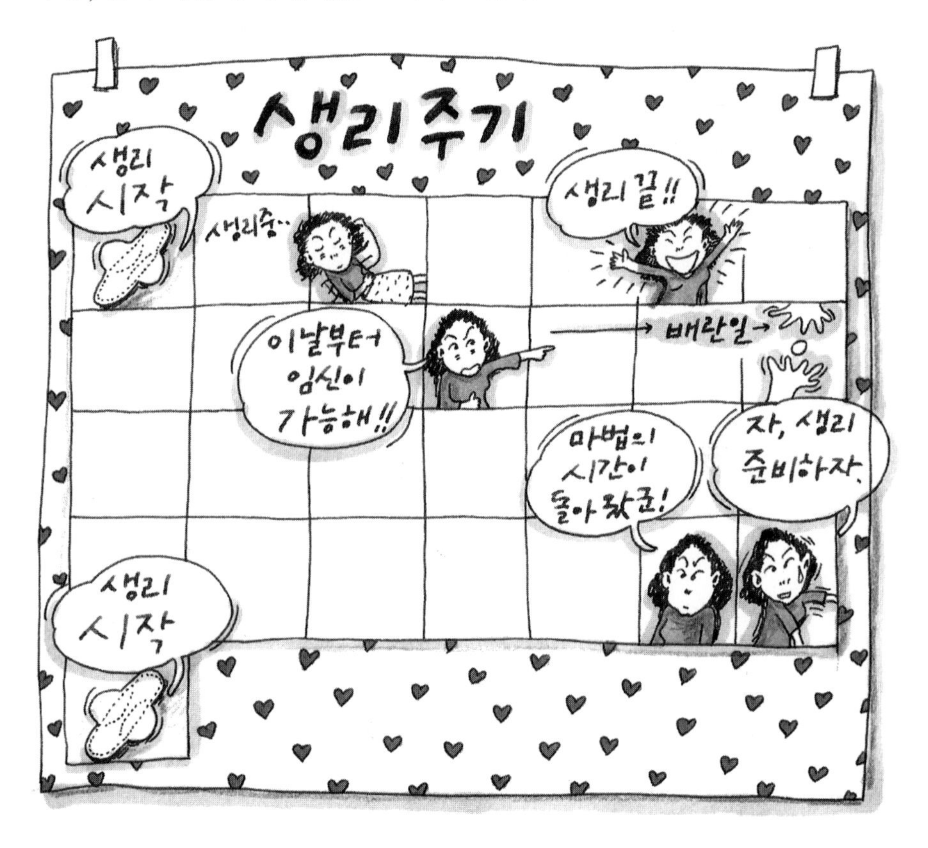

☞ 진료실 Tip

월경의 양이 너무 많은 과다 월경일 때

지나치게 월경의 양이 많을 경우 종종 고민을 하게 되는 경우가 있습니다. 만약 월경량이 너무 많아 고민일 때 손쉽게 대처할 수 있는 방법으로는 우선 심한 운동은 피하도록 하세요. 또 몸을 너무 뜨겁게 하는 것도 좋지 않으며, 오미자차나 산수유차 등을 마시면서 안정을 취하는 것이 좋습니다. 심하면 병원에서의 프로게스테론류나 한의원에서 수렴 성향의 약이나 내막을 좋게 하는 약을 써야 합니다.

월경의 양이 너무 적은 과소월경일 때

이럴 때는 반드시 치료가 필요합니다. 갑상선, 난소에서의 호르몬, 자궁내막에 원인이 있을 수 있으니 원인이 무엇인지 파악하고 빨리 치료하는 것이 난소 기능 회복의 첩경입니다.

01_꿈 많은 10대 생리 이야기

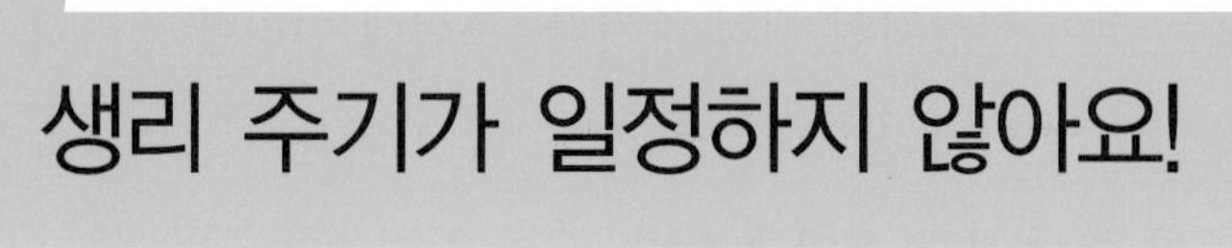

생리 주기가 일정하지 않아요!

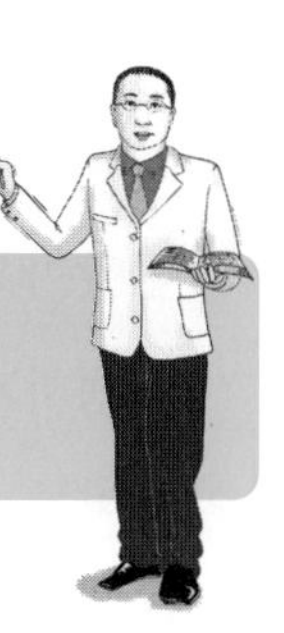

"선생님, 생리는 한 달에 한 번씩 하는 거 아닌가요?"

"물론 생리는 한 달에 한 번씩 하는 것이 정상이란다."

"그런데 저는 왜 생리가 있다 없다 하는지 모르겠어요. 혹시 병에 걸린 것은 아닐까요?"

"생리 주기가 어떻게 되지?"

"생리를 너무 빨리 해요. 3월 4일 날 시작했는데 3월 30일 날 또 시작하고요. 4월 12일 날 또다시 시작했습니다. 또 너무 안 할 때도 있었고요…. 왜 이렇게 빠른지 이해가 안 가요."

이 여학생은 초등학교 5학년에 초경을 경험하였다. 그 후 2년이 지났지만 생리에 대해 별로 관심을 가지지 않았다. 그러다 점점 이상하게 생리를 하면서 걱정이 되기 시작했다. 혹시 생리를 너무 안 해서 임신을 못할 수도 있지 않나 하는 걱정도 하고 있었다.

생리는 월경이라고도 하는 데 여기서 월(月)자가 의미하듯 한 달에 한 번씩 찾아오는 것이 정상적인 생리 주기다. 그런데 이러한 생리의 주기가 일정하지 않고 변화가 많으며, 생리양도 많고 적음이 들쑥날쑥일 때 흔히 이를 일러 '월경불순' 이라고 한다.

사춘기 시절에는 제 2차 성징이 발현되기 시작해 성적으로 미성숙한 상태에서 여러 기관의 성숙으로 수태가 가능하게 되는 변화의 시기다. 따라서 월경장애가 잘 유발되는 시기이기도 하다.

그러므로 초경을 경험한지 얼마 되지 않은 여학생들은 아직 연령대가 어려 호르몬 체계가 제대로 잡히지 못했고, 자궁의 발육이 온전치 않아 월경불순이 흔히 일어난다. 게다가 시험, 이성관계 등의 정신적 스트레스도 크게 작용한다.

그래서 생리 주기가 20~40일 사이라면 그리 크게 걱정할 필요는 없다. 라면, 햄버거 등의 인스턴트 음식 등의 섭취를 줄이고 가벼운 운동을 하는 것이 좋다. 그리고 가장 중요한 것은 마음을 편하게 갖는 것이다.

생리 주기가 불규칙적인 것은 매우 다양한 원인에 의해 생긴다고 할 수 있다. 여성의 자궁 및 그 부속기관의 장애, 정서적인 불안정, 외부의 환경, 신체 내 타 장기의 이상, 기타 질병 등에 의해 여러 가지 형태로 나타날 수 있다.

그 외에도 생리양이 많거나 혹은 적거나, 생리색에 변화가 있으면서 냄새가 나는 등 생리현상에 이상이 나타나게 된다. 정상적인 생리색은 암적색 또는 갈홍색을 띠나 죽은 피와 같이 검은 암흑색이나 너무 색이

옅은 담홍색을 띠는 경우는 모두 비정상적인 생리색으로 분류한다.

특히 생리가 일정치 않은 월경불순에는 월경 기간의 이상에 따른 것, 다시 말해 정상 생리기 이전에 출혈이 시작되는 빠른 생리인 경조(經早)와 생리 주기 이후 며칠씩 늦어져서 나타나는 늦은 생리인 경지(經遲)로 구분한다.

생리양의 이상에 따른 경우에는 출혈량이 이상적으로 적은 경우를 과소월경(過少月經)이라 하고 정상보다 다량으로 출혈되는 경우를 과다월경(過多月經)이라고 한다.

☞ 진료실 Tip

월경 주기가 일정치 않을 때…

스트레스나 체성분의 변화가 있을 때 일시적으로도 생리불순이 올 수 있는 데, 장기간 생리불순일 때는 진찰해 보는 것이 좋습니다. 양방적으로는 기질적 이상만 없으면 별다른 징후가 없다고 하면서 지켜보자고 하거나 피임약 같은 종류로 무배란 월경을 만드는 경우가 있는 데 이는 좋지 않습니다.

기능적으로도 자궁이 많이 차서 혈행이 나쁘거나, 난소기능이 약해 제대로 호르몬 밸런스가 맞지 않아도 생리불순이 올 수 있으니 난소 회경법 등으로 치료해 주는 것이 상책입니다.

난소 회경법이란 한약과 자하거를 이용해 난소기능을 회복시켜 여성호르몬의 균형을 찾아주는 치료법을 말합니다.

01_꿈 많은 10대 생리 이야기

생리양이 너무 적어요!

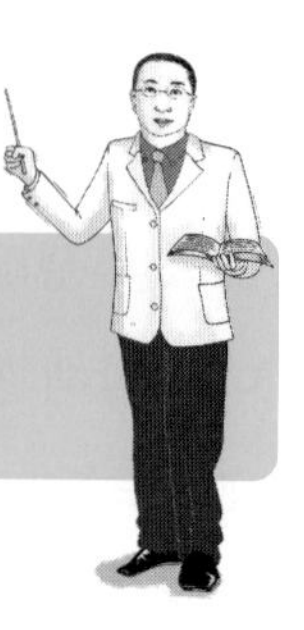

생리의 지속일수가 2일 이하이며, 생리양이 매우 적은 것을 과소월경이라고 한다. 이러한 현상은 초경을 경험한지 얼마 되지 않은 여학생들에게 많이 나타난다. 자궁이 아직 제대로 발육을 못했거나, 자궁내막이 얇아진 경우, 자궁의 근육이 위축된 경우, 자궁의 혈량이 너무 적은 경우 종종 나타나는 현상들이다. 심해지면 조기폐경으로도 연결될 수 있다. 또한 자궁 자체에 이상이 없으면서도 단지 출혈만 적은 경우가 있는 데, 이럴 경우에도 임신 및 출산 등의 문제에 약간의 지장을 줄 수 있으므로 자궁내막을 좋게 하는 치료를 해줄 필요가 있다.

한방에서는 과소월경의 원인을 크게 세 가지로 나누어 설명하고 있다.

첫째, 간장과 신장이 허약해져서 풍사(風邪)가 자궁 내에 침입하면 발생한다. 옆구리가 아프고 어지러우며, 추위와 더위에 매우 민감한 반응을 보인다. 피로감이 심해진다.

둘째, 자궁이 차갑고 약해져서 기혈순환의 장애를 받아 과소월경이 나타날 수 있다. 생리색이 매우 담백하고 선홍색을 띠며, 맑게 나오면서 생리양이 감소하게 된다. 냉의 색은 하얀색을 띠며 청냉한 대하가 나오면서 설사 등의 증상을 동반하게 된다.

셋째, 차가운 과일이나 음료 등을 과식하여 체내에 한습이 만들어지거나 풍우(風雨)에 감촉되어 외부의 차갑고 습한 기운이 침입하면 인체의 기혈순환에 장애를 받게 된다.

특히 여성의 경우에는 추운 상황에 노출이 되면 자궁질환에 걸리기 쉬워진다. 이 경우 온몸이 아프고 아랫배가 불쾌하면서 묵직하며 맑은 설사가 나온다. 이럴 경우에는 자궁이 차갑고 습한 기운이 쌓여 있으므로 자궁을 따뜻하게 해주면서 습을 말려주는 방법을 사용한다.

넷째, 나쁜 열 기운에 의해 자궁의 혈(血) 등이 뭉쳐서 어혈 덩어리를 형성하게 되고, 이로 인해 순환장애가 되어 생리양이 줄어들 수가 있다.

증상은 생리가 자흑색이고 생리 후에 백대하가 나오며, 나쁜 냄새를 동반하게 된다. 또한 가슴이 답답하고 두근거리며 갈증을 느끼는 경우도 있다. 이럴 경우 자궁 자체의 나쁜 열을 제거해 주면 되는 데, 이때 자궁의 어혈을 풀어주는 약을 사용한다.

☞ 진료실 Tip

난소에서의 프로게스테론이 적어지거나, 내막이 얇아지는 경우 생리양이 줄어드는 경우가 많으므로 난막 강화법으로 치료를 해주는 것이 불임을 예방할 수 있습니다.

01_꿈 많은 10대 생리 이야기

생리양이 너무 많아요!

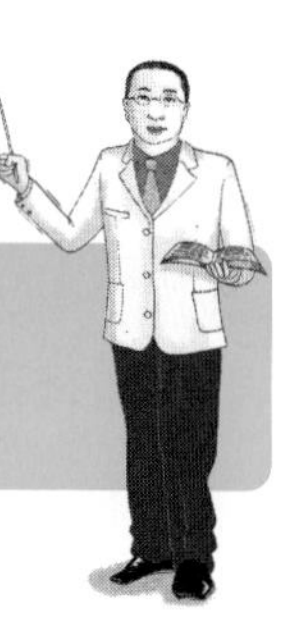

과다월경은 생리양이 너무 많고 가슴이 몹시 두근거리고 빈혈과 어지럼증이 생기는 것을 말한다. 자궁의 근육이 이완되었거나, 자궁의 내막이 제때 생성되지 않았을 때, 자궁근종이 생겼거나, 자궁 안에 혈액이 많아졌을 때 주로 생긴다.

생리를 할 경우 평균 혈액은 30~70cc 가량 되지만 과다월경은 80cc 이상이며, 이때를 병적으로 보고 있다. 특히 생리 지속일수가 8일 이상이거나 또는 출혈량이 평소보다 과다한 경우를 말한다.

특별한 기질적 원인이 없다면 정신적 긴장에 기인되거나 피임약과 호르몬제의 오용, 유산, 잔류 태반, 자궁외 임신, 포상기태, 자궁내막 혈관의 유약 등으로 나타나기도 한다.

사춘기 시절에는 난소형 과다월경이 흔한 편이다. 배란이 일어나지 않아 생리 주기의 황체기에 이상현상이 일어나 빚어진다. 즉 생리가 분비되지 않고 여성호르몬인 에스트로겐의 영향을 많이 받아 내막이 이상 증식을 하게 되며, 이러한 원인이 생리혈을 많게끔 하는 것이다.

사춘기 여성들은 과다월경에 대한 특별한 치료를 요구하지 않는다. 그런데 만약 과다월경으로 인해 어지러움증 혹은 빈혈 등을 유발하거나 성장의 부진 등의 증상을 초래할 때는 난소와 자궁의 호르몬과 혈행을 조정해주는 한방 치료를 통해 치료를 해주는 것이 좋다.

☞ **진료실 Tip**

자궁을 튼튼하게 해주는 손쉬운 한방요법

① 쑥과 익모초를 6 : 4 정도의 비율로 환약을 만들어 평소 꾸준하게 복용해주면 많은 도움이 됩니다.

② 마늘을 구워 하루에 2~3개 정도를 식사 때 먹어주면 남자는 양기 강화에 도움이 되고, 여자는 자궁의 온기와 혈행에 도움이 됩니다.

01_꿈 많은 10대 생리 이야기

중 3인데… 아직 생리가 없어요!

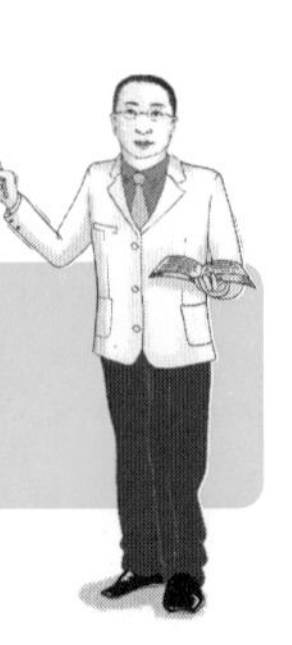

"저는 중 3인데 아직까지 생리를 하지 않아요. 친구들은 자기들끼리 무엇이 불편하다 등등 생리에 관해 이야기 하는 데 저는 그 자리에 끼어들 수가 없어요. 아직까지 어린애로 취급받고 있는 것 같아 무지 속상해요."

10대 후반의 여학생이 생리를 하지 않아 고민을 털어놓는 경우가 종종 있다. 이런 여학생처럼 초경이 늦는 경우를 '원발성 무월경'이라고 한다. 대부분의 사춘기 여성들은 늦어도 15세에는 초경을 경험하게 되지만 16세가 넘어도 생리를 하지 않는다면 일단 문제가 있다는 것을 의미한다.

한방에서는 전신적인 기능 저하에 의해 몸의 진액이 고갈돼 있어서 생리가 나오지 못한다고 보기도 한다. 또 한기, 열사 등에 의해 어혈이 형성되어도 생리가 나오지 못한다고 보고 있다. 특히 스트레스성으로 기혈의 순환 밸런스가 흐트러져도 무월경이 초래될 수 있다고 보고 있는 데 요즘 학교와 학원에 시달리는 학생들에게 맞는 원인일 것이다.

이러한 원발성 무월경은 전체 여성의 3%에서 나타나는 증상으로 매우 드문 편이지만 그냥 방치할 경우 심각해질 수도 있다. 뇌하수체 종양, 난소 종양 및 부신 종양 등이 무월경의 원인인 경우에는 생명을 위협할 수도 있기 때문이다.

특히 무월경 환자 중 프로게스테론(progesterone)의 분비 없이 에스트로겐(estrogen)만 지속적으로 분비되는 경우는 자궁내막암 혹은 유방암의 위험이 매우 높다.

또한 무월경 환자 중 여성호르몬인 에스트로겐이 부족해지는 경우에는 골다공증의 위험이 높아질 뿐만 아니라 간질환, 신장질환, 당뇨병 및 갑상선질환 등으로 월경을 하지 않는 경우에는 반드시 적절한 치료를 받아야 한다.

나 오늘 그날이야~
힘들겠다. 난 지난주에 끝났어!!
난 왜 아직도 생리를 안 할까?

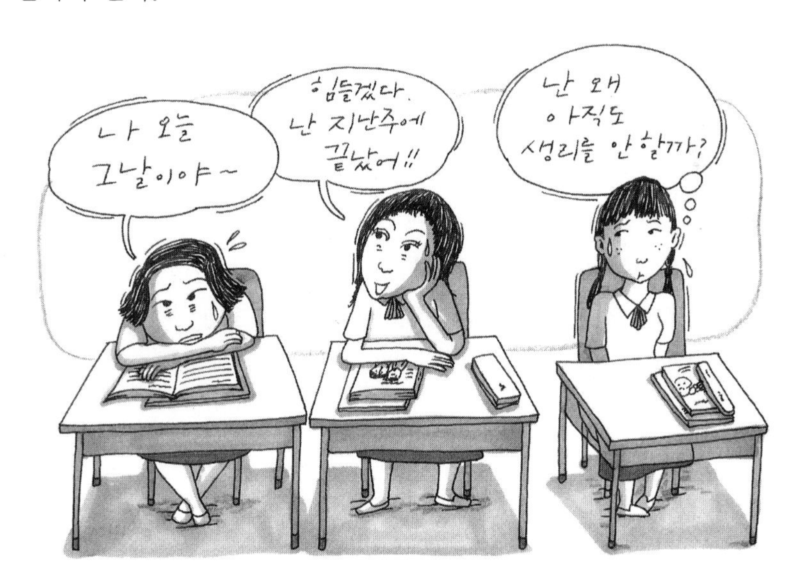

난소 발육부전 등으로 결국 조기폐경이 되는 경우가 종종 있다. 양방적으로 치료법이 없어 그냥 방치하거나 '언젠가는 나오겠지?' 라고 생각하면 크게 후회하게 된다. 난소 회경법 등으로 난소기능을 강화하여 배란성 생리를 하게 만들어야 한다.

☞ **진료실 Tip**

무월경일 때 도움 되는 대처법

무조건 E2(에스트라디올)와 FSH(난포자극호르몬), 갑상선호르몬 등을 검사하고, 원인적인 접근으로 한방치료를 빨리 하는 것이 최상입니다. 또한 기질적 이유가 있다면 양방적인 병행치료나 수술도 필요합니다.

※ 난소 회경법이란?

하이미즈 한의원 박영철 원장이 만든 난소기능 회복 치료법입니다. 다낭성난소나 조기 폐경, 생리불순 시 난소에서의 호르몬 불균형과 배란장애를 치료하는 것으로 난소에서의 에스트라디올 양이 늘고, 뇌하수체에서의 FSH(난포자극호르몬)를 줄여 정상적인 배란과 생리를 만들어주는 치료법입니다. 약과 자하거, 운동, 식사조절로 이루어져 있습니다.

01_꿈 많은 10대 생리 이야기

생리통은 병이다!

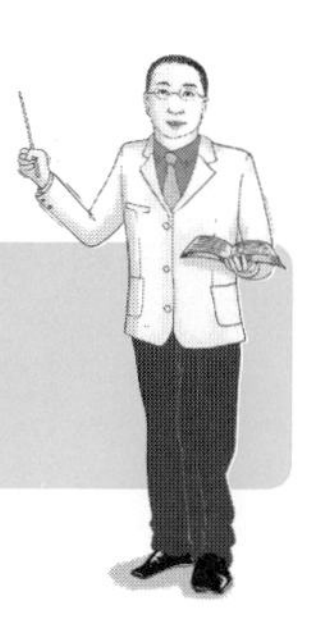

여성들이 생리를 통해 가장 흔하게 앓고 있는 월경병으로는 생리통을 들 수 있다. 심한 경우 허리가 아프고, 아랫배는 묵직하며 몹시 심한 냄새까지 걱정이 된다. 따라서 평소보다 신경질적인 모습을 보이기도 하고, 만사가 귀찮아지기도 한다. 심할 경우에는 학교 결석까지 하는 경우도 있다.

생리통은 무조건 병으로 볼 수 있다. 현재 생리통을 앓고 있는 여성은 생리를 하는 여성 인구의 절반을 차지하고 있다. 즉 우리나라 여성들 중 약 5백 만 명이 생리통을 호소하고 있으며, 대중적인 질환이면서도 병으로서의 인식이 부족한 상황이다.

정상적인 일상생활을 저해할 정도의 통증이나 검은색에 가까운 생리, 덩어리가 진 생리, 고약처럼 말라붙은 생리를 한다면 그건 바로 비정상적인 생리, 즉 병적인 생리인 것이다.

더욱 심할 경우에는 생리 전날부터 두통, 구역질, 현기증, 하복통, 요통 등이 몰려와 제대로 걷기 힘들 정도다.

따라서 생리통도 병으로 인정해야 하며, 또한 병이 나기 전에 예방하고 병이 났으면 당연히 고쳐야 하는 것이다.

☞ **진료실 Tip**

생리통이 심할 때 이렇게 해보세요!

① 헤어드라이기의 온풍을 복부와 허벅지 안쪽에서부터 발목 안쪽으로 훑으면서 온기를 쐬어주면 한결 덜 아픕니다.

② 뜨거운 찜질팩이나 온습포로 배와 허리를 감싸주는 것도 좋은 방법입니다.

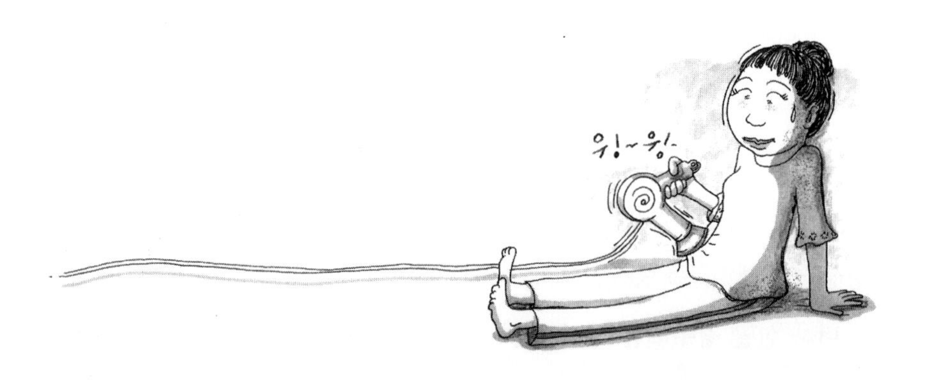

01_꿈 많은 10대 생리 이야기

무서워하지 말자! 생리통

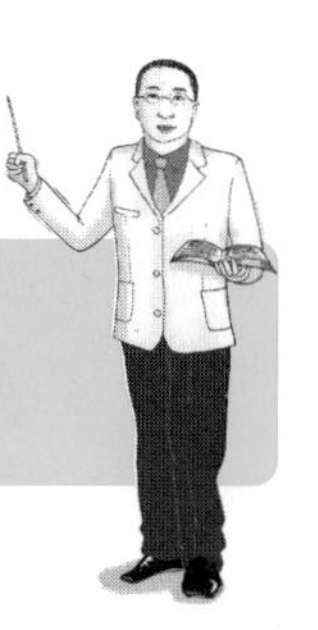

모든 여성에게 있어 생리현상인 월경은 자연적인 현상이지만 생리가 있을 때에는 몸 안에서 호르몬, 신경, 혈액 등 여러 가지 생리적인 변화가 일어나기 때문에 정신적, 육체적으로 어느 정도 신체의 변화가 나타나게 된다. 정도의 차이는 있지만 다양한 증상이 발생하게 되는 데 심지어 심리적인 문제까지도 유발할 수 있다.

특히 민감한 시기인 사춘기 10대 여학생들에게는 심할 정도의 정신적인 문제까지 유발하게 된다. 정도의 차이는 있지만 생리 때가 가까우면 성호르몬이 적어져 누구나 신경이 예민해지고 쉽게 흥분하거나 잘 노하게 되지만 10대의 여학생들은 정서적으로 민감할 뿐만 아니라 학업문제나 입시 등 환경적 요인이 복합적으로 작용하여 스트레스가 가중된다.

특히 사춘기 이후 성숙기에 이르는 10대 여성은 생리적으로 난소나 자궁이 발육과정에 있고, 생식기능이 미숙한 단계에 있으므로 월경곤란증 즉, 생리통을 일으키는 경우가 많다.

일반적으로 사춘기 여학생들의 경우 자궁의 위치 이상, 즉 자궁의 전굴이나 후굴, 하복부 냉증과 질부 염증, 변비 등의 증상들이 생리통을 유발하는 경우가 가장 흔하게 나타난다.

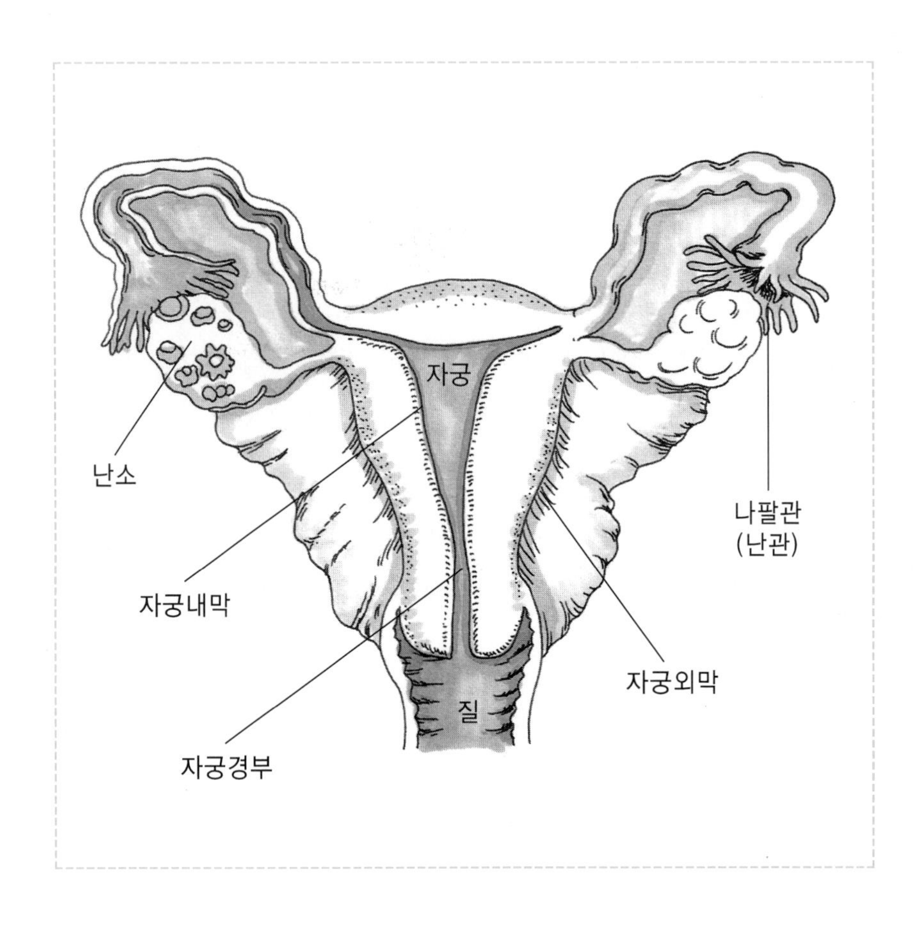

01_꿈 많은 10대 생리 이야기

생리통은 왜 생길까?

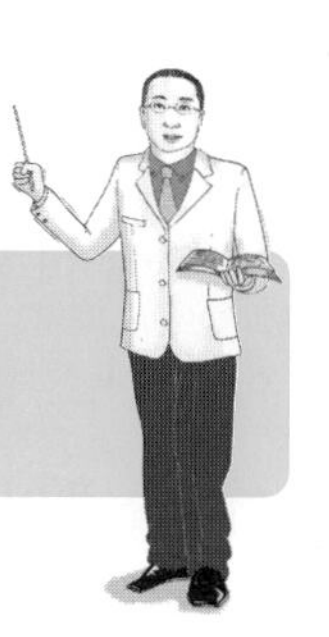

생리통의 원인을 양방에서는 월경 중 자궁 내막에서 분비되는 '프로스타글란딘 F2a' 라는 물질로 인해 자궁 수축이 심해져 통증이 생긴다는 가설이 유력하게 제시되어 있다.

따라서 프로스타글란딘 F2a를 억제하는 약물을 사용하면 생리통을 줄일 수 있다는 것이다. 대표적인 약물이 바로 아스피린 계열이다. 이런 약을 사용하면 대다수의 여성들이 생리통을 해소할 수 있다는 보고를 하고 있다.

그러나 이것은 근본적인 치료법이라고 할 수는 없다. 프로스타글란딘이 생성되는 이유를 알지 못한다면 말 그대로 약 먹을 당시의 진통만 해소될 뿐 생리통의 고통에서 영원히 해방될 수는 없다.

특히 이런 경우 지나친 약물 남용으로 인해 간이나 위를 비롯한 우리 몸의 각종 장기에 좋지 않은 영향을 미쳐 오히려 몸을 더 쇠약하게 만들 수 있다.

또 하나의 주요 원인은 자궁내막증이다. 내막세포가 난소, 복강, 골반 등에 퍼져 생리통을 유발하는 데, 심하면 수술을 해야 하고, 그 과정에서 난소 일부도 제거되어 조기폐경으로도 발전할 수 있으므로 미리 어혈을 풀어주어서 방지하는 것이 좋다.

한의학에서는 생리통의 원인을 세 가지로 분류하고 있다. 자궁 쪽 기혈순환의 장애를 근본원인으로 보고 있다. 장애가 오는 이유는 어혈이나 담음이 있어 기혈이 막히는 경우와 기혈이 부족하거나 차가운 생활환경으로 인해 자궁이 차가워지기 때문이다.

여기서 말하는 차가운 생활환경은 차가운 음식을 다량으로 장기간 동안 섭취한 경우다. 맥주, 청량음료, 빙과류, 주스 등을 지나치게 탐닉하면 자궁이 차가워진다. 또 옛날처럼 하복부를 따뜻하게 하는 옷차림이 아닌, 노출시키는 패션도 여기에 해당된다.

☞ **진료실 Tip**

생리통을 이기는 생활요법

사람을 편하게 해주는 세로토닌을 증가시키면 도움이 됩니다. 햇볕, 운동, 마사지, 탄수화물 등은 여성의 세로토닌을 촉진해서 편하고 진통효과를 만들어줍니다. 즉, 햇볕이 좋은 날 밖에서 운동하고 땀을 흘리면서 간식을 먹는다면 OK!

01_꿈 많은 10대 생리 이야기

여자의 아랫배는 늘 따뜻하게~

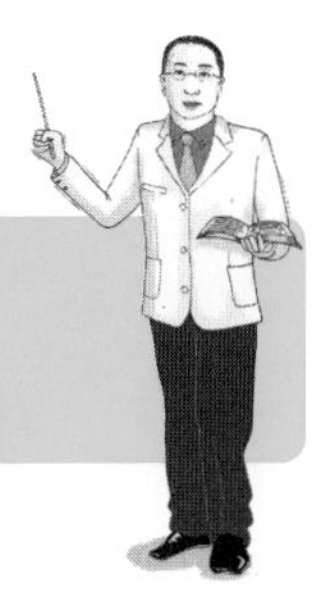

우리의 자궁은 차가운 것을 매우 싫어한다. 생리통을 줄이기 위해서는 통풍이나 보온이 잘 되는 옷을 입는 것이 아주 중요하다. 요즘 10대 사춘기 여성들은 한껏 몸매를 과시하기 위해 짧은 팬티, 미니스커트, 배꼽티 등 신체를 드러내는 옷을 입는 경향이 잦아졌다. 물론 자신의 몸매를 뽐내는 것도 중요하지만 여기에는 항상 갈등의 요소가 숨어있다.

모든 의사들이 늘 주장하듯 여성들은 항상 자궁이나 아랫배를 따뜻하게 유지시켜야 각종 여성질환을 예방할 수 있다. 그러나 현대 여성들은 자신의 건강보다는 미모에 더 신경을 쓰는 것이 문제다.

자궁에 찬 기운이 들어오면 혈관이 수축하여 어혈이 쌓이고, 자궁근층이 위축되고, 아랫배가 차가워져 생리통을 일으킬 수 있는 확률이 매우 높아진다. 몸을 따뜻하게 하여 기혈의 순환이 잘 되도록 하는 것이 중요하다. 아랫배가 차거나 손발이 찬 여성은 찬 곳에 오래 앉아 있지 말아야 한다. 또 날씨가 덥다고 에어컨 바람을 직접 쐬거나 차가운 물로 샤워나 머리를 감고 수영 등을 하는 것도 매우 조심해야 한다.

과거에 생리통을 느끼지 않았거나 혹은 분만 경험이 있는 여성이 생리 시에 갑자기 통증이 생겨서 그 후 생리 때마다 통증이 점차 심해지면 이는 자궁근종이나 자궁내막증과 같은 기질적 병변에 기인하는 수도 있으므로 자세한 진찰을 받아보는 것이 좋다.

☞ **진료실 Tip**

자궁을 따뜻하게 하는 손쉬운 방법들

1. 청바지보다는 면바지, 모바지가 참 좋습니다.
2. 반신욕, 족욕 등도 체온과 자궁온도를 높이고, 혈행을 좋게 합니다.
3. 평소 근육운동으로 성호르몬을 자극하고, 자궁근층을 두텁게 만들어야 합니다. 그러면 쑥뜸 같은 괴로운 치료를 안 해도 될 만큼 좋아집니다.

01_꿈 많은 10대 생리 이야기

생리통이 유발하는 것들

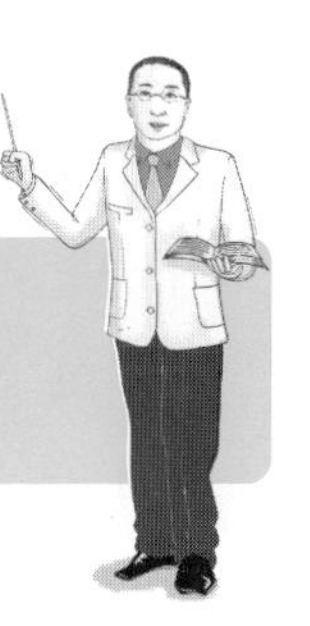

생리통은 초경 직후에는 별다른 증상이 없다가 고등학교 시절에 심해지는 경우가 많다. 대부분의 여성들이 겪는 생리통은 사람에 따라 약간씩 다르지만 2~3일 정도의 통증이 있다. 또한 통증의 양상도 매우 다양하다. 생리통의 주증상은 크게 3가지로 분류할 수 있다.

첫째, 아랫배가 아픈 경우다. 대다수의 여성들이 공통적으로 통증을 호소하는 곳이기도 하다.

둘째, 허리가 아픈 요통 증상을 나타낸다. 골반 심부도 아픈 경우가 있다.

셋째, 아랫배와 허리가 동시에 아픈 경우다.

그 외에도 오심이나 구토, 변비, 설사, 소화불량, 식욕 이상 등의 위장장애를 동반하기도 하고 얼굴이 화끈거리는 안면홍조, 깜짝깜짝 놀람, 어지럼증 등의 신경계질환, 손발 저림, 신경통 등의 관절질환이 나타나기도 한다.

또 소변이 시원치 않고 유방통 등을 호소하는 비뇨생식기계 증상 등이 나타난다. 게다가 증상이 아주 심할 경우에는 실신을 하는 경우도 있다.

여성의 손, 발이 차가울 경우에는 대체적으로 몸의 기혈순환이 잘 안 된다고 볼 수 있다. 이것 또한 생리통의 원인이다. 운동부족 등의 이유로 자궁근층이 위축되면 근층혈관과 내막혈관의 혈행이 나빠지고, 자궁에 모여 있던 피들이 정체되므로 순환이 잘 이루어지지 않게 된다. 이렇게 되면 어혈상태가 심해지고 이것이 배출되는 과정에서 통증이 유발된다.

☞ **진료실 Tip**

몸의 혈액순환이 잘 되게 하려면…

굳이 이런저런 자세를 요하는 운동이야기를 안 해도 가벼운 맨손체조부터 요가 같은 스트레칭 운동만 해도 어지간한 혈행 개선은 잘 됩니다. 거기다가 유산소나 근력운동을 몇 가지 더하면 금상첨화! 절대 어렵거나 힘들게 생각할 필요가 없습니다.

01_꿈 많은 10대 생리 이야기

괴로운 생리통··· 이렇게 예방하자!

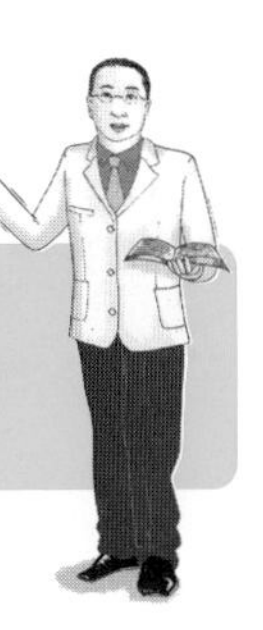

생리통은 매우 흔한 질환으로 그냥 방치하거나 참으면서 지내는 경우가 대부분이다. 그러나 현명한 여성이라면 일상생활에서 생리통을 슬기롭게 대처할 수 있는 방법들이 많이 있다.

식생활을 개선한다

충분하고 균형 잡힌 식사를 해야 한다. 특히 저체중인 여성은 생리통을 겪는 비율이 훨씬 높다. 요즘처럼 빼빼마른 몸매를 선호하는 여성들은 생리통을 각오해야 한다.

가급적 소금 섭취를 절제하고 설탕, 카페인(커피, 차, 초콜릿, 콜라), 백미, 백밀가루, 가공식품 등은 멀리하는 것이 좋다. 유제품이나 고기도 너무 많이 먹지 않도록 한다. 대신 철분을 충분히 공급해야 하고 찬 음식을 피한다.

➔ 생리 중이라도 적당한 운동이 좋다

특히 걷는 운동을 많이 하고 가벼운 체조나 에어로빅, 배드민턴, 탁구 등을 적당히 함으로써 혈액이 순환될 수 있도록 해야 한다.

➔ 마사지도 생리통에 좋은 효과를 나타낸다

등 마사지는 양팔을 양 옆으로 쭉 펴고 엎드려 누운 후 엉치뼈를 중심(한의학에서는 팔료혈이라 한다)으로 위, 아래로 문질러준다. 허벅지 안쪽으로 족내과까지 내측을 주물러주어도 좋다. 발 마사지도 자궁, 난소와 관련되어 있는 자리(발 안쪽으로 뒤꿈치 쪽)를 자극해주면 생리통 예방과 감소에 매우 좋다.

많은 여성들이 생리통으로 고통을 호소하는 부분이 바로 하복부이다. 복부 통증이 심할 경우에는 손을 펴서 아랫배에 대고 아프지 않을 정도로 힘껏 눌러준 후 따뜻한 팩을 배에 대어준다. 이렇게 팩을 통증이 있는 곳에 올려놓으면 기본적으로 몸 안에 생기는 독성물질을 줄일 수 있다. 특히 하복부의 혈액순환을 도와주는 역할을 하게 된다.

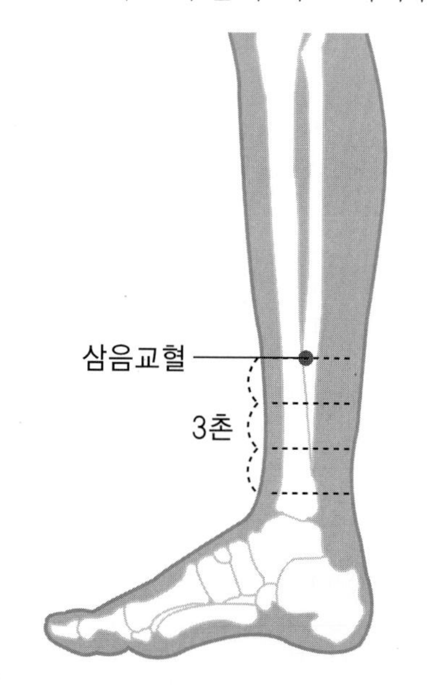

또한 사람의 발에는 삼음교

라는 혈자리가 있다. 양쪽 발 안쪽에 있는 복사뼈에서 위쪽으로 약 손가락 4개 정도 넓이의 자리가 삼음교인데, 그곳을 엄지손가락을 이용하여 비비거나 누르면서 강한 자극을 주면 생리통 완화에 많은 도움을 준다.

생리통은 무엇보다 과로를 피하는 것이 가장 좋다. 활성산소가 쌓이고 몸이 피곤하게 되면 몸 안의 노폐물이 원활하게 배출되지 못하기 때문이다. 그리고 평소 자기 몸에 신경을 쓰면서 건강상태를 늘 체크하는 것이 좋다. 특히 한의학에서는 기혈순환에 도움이 되는 치료를 해줄 것을 권한다.

진료실 Tip

생리통을 완화시키는 치료 약선

생리통에는 오골계, 접시꽃뿌리, 백도라지 등을 달여 마시거나 잔대 삶은 물에 북어를 넣고 삶아 수시로 먹으면 효과가 있습니다. 또 망개나무 줄기와 잎을 생리 때 달여 마시면 효과가 좋습니다.

01_꿈 많은 10대 생리 이야기

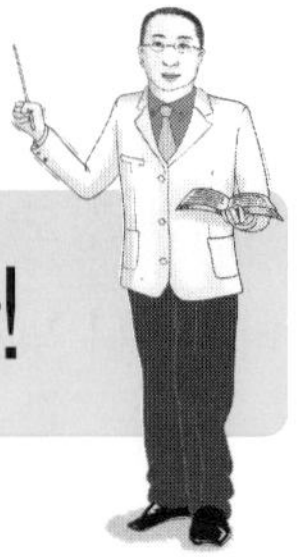

생리통은 어혈을 풀어주면 낫는다!

흔히 대다수의 학생들은 생리통이 있을 경우 고통을 덜기 위해 진통제를 복용하는 경우가 많다. 진통제가 좋지 않다는 것은 복용하는 사춘기 여성들도 알고 있지만 이유를 물어보면 딱히 생리통을 해결할 수 있는 방법이 없기 때문이라고 대답한다. 게다가 엄마들도 생리통은 치료가 되지 않는다는 선입견을 가지고 있어 그냥 무심코 지나치기 일쑤다.

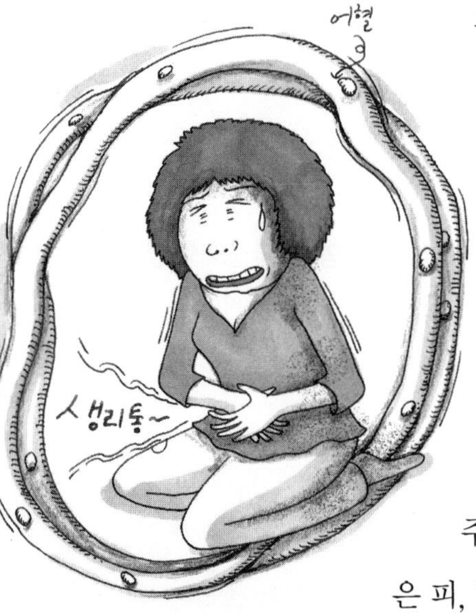

이러한 생리통 치료의 기본은 어혈을 풀어주고 소통을 시켜주는 것이다. 어혈은 쉽게 말하면 썩은 피, 나쁜 피, 노폐물의 총칭으로서 신선

한 혈액의 반대개념이다. 이러한 어혈을 풀어주면 생리통을 쉽게 극복할 수 있다. 또한 난막 강화법 등으로 난소기능을 더 좋게 해 호르몬 균형이 나아지면 생리통은 근치될 수 있다.

☞ 진료실 Tip

난막 강화법이란?

자하거를 이용하여 자궁 내막을 튼튼하게 하는 요법입니다. 여기서 말하는 자하거는 〈동의보감〉에서 말한 인태반을 일컫는 말입니다.

어혈을 풀어주는 간단 대처법

1. 규칙적인 운동이 가장 중요합니다.
2. 기름지거나 색소, 화학조미료가 많이 들어간 음식은 피하는 것이 좋습니다.
3. 술·담배 끊기, 카페인 음료 줄이기.

이것만 잘 지켜도 우리 몸 어혈의 50%는 확 줄여줍니다.

01_꿈 많은 10대 생리 이야기

생리와 배란…그들의 함수관계

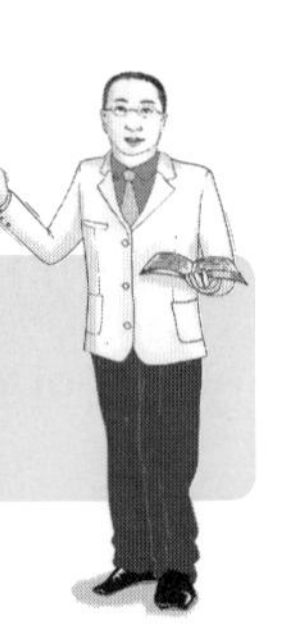

생리와 배란은 마치 실과 바늘의 관계처럼 항상 같이 따라다닌다. 따라서 생리출혈이 있어도 배란이 되지 않는다면 임신은 결코 되지 않는다.

대부분의 여성은 28~30일을 주기로 생리를 한다. 배란은 다음 생리 예정일의 14일 전에 이루어진다. 가령 생리주기가 28일인 여성이 5일간 생리출혈이 있었다면 생리가 끝나면서 바로 원시세포가 성숙하여 배란에 이르는 기간이 대략 12일이며, 배란 후 14일 만에 생리를 하게 된다.

배란된 자리에는 황체가 생기고 황체는 다시 백체로 변한다. 만약 임신이 성립되면 황체는 백체로 변하지 않고 더욱 발육하여 임신황체가 된다.

따라서 백체가 생긴다는 것은 임신이 이루어지지 않았음을 의미한다. 그러므로 자궁에서는 이때 다시 생리출혈이 일어나게 된다.

원시세포가 성숙하여 배란이 되기까지는 주로 난포호르몬이 작용하고, 배란 후 다시 생리출혈이 있기까지는 황체호르몬이 작용한다. 그래서 생리 출혈 후부터 배란일까지는 난포호르몬기라 하고, 배란일부터 월경 전까지는 황체호르몬기라고 말한다. 배란 후 난자가 들어있던 난소내의 공간은 적체, 황체, 백체의 과정을 거쳐 메워진다.

적체

배란 후 난자가 들어있던 빈 공간에는 주변의 혈관에서 혈액이 모여든다. 이를 적체 혹은 혈체라고 부른다.

황체

적체의 혈액은 점차 흡수되고, 그 자리에는 '루테인' 이라고 하는 노란 색소를 함유한 과립막 세포와 포막세포가 발생하는 데 이를 황체라 한다. 황체는 배란 2일부터 형성되어 황체호르몬을 분비한다.

황체호르몬은 배출된 난자가 수정되면 수정란이 안전하게 착상할 수 있도록 보호하는 역할을 한다. 임신이 이루어지지 않으면 황체는 2주 후 백체로 변한다. 이러한 황체를 월경 황체라 말한다. 만약 임신이 되면 황체는 더욱 발육하여 임신 중기까지도 황체호르몬을 분비하게 된다. 이 경우의 황체를 '임신 황체' 라고 부른다.

백체

난자가 정자를 만나지 못해 수정이 안 되면 황체는 퇴축하여 난소 표면에 흰색의 흔적을 남기는 데 이것을 백체라 한다. 백체는 호르몬을 생산하지 못하며, 황체호르몬이 생성되지 않으면 착상준비를 하고 있던 자궁 내막은 그 상태를 유지할 수가 없어서 자발적인 괴사가 일어나는데 이것이 바로 생리출혈을 일으키는 기전이다.

☞ **진료실 Tip**

한의학에서 월경이란…

한의학에서는 월경의 의미가 조금 형이상학적입니다. 여성은 남성에 대해 음에 속하며, 달의 정기와 상통하여 달이 차고 기우는 주기 28~29일과 상통한다고 봅니다.

임신을 위한 혈의 충만(배란기, 보름달)이 임신이 되지 않았을 때 썰물과 같이 빠지면서 나오는 것이 생리라고 봅니다. 그래서 예전 어머니들은 월경이 나쁠 때는 보름 달빛 아래서 풍욕을 하거나, 자식 잘 낳게 해달라고 달을 보며 많이 빌기도 했습니다.

01_꿈 많은 10대 생리 이야기

자신의 배란일을 알자!

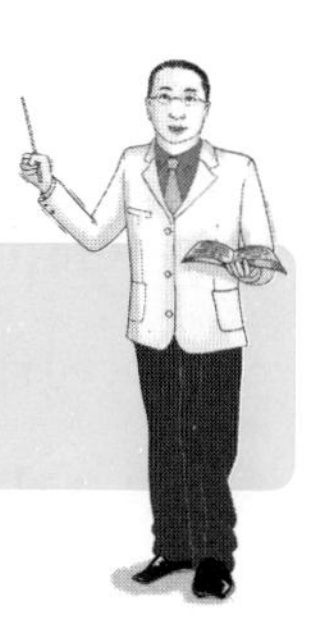

배란일은 생리 시작일부터 12~14일 정도로 파악하거나 다음 생리 주기가 시작될 예정일에서 거꾸로 세어서 12~16일 전으로 계산하면 된다. 보통 생리주기가 28일인 여성들에게는 대개 14일째 되는 날이다. 이는 배란 가능성이 있는 날이 매우 광범위하다는 의미다.

위의 방법을 사용하기 위해서는 자신의 생리 주기를 반드시 알고 있어야 가능하다. 그러나 자신의 신체 변화에 따라서 배란일도 자주 변하기 때문에 정확한 배란일을 알기 위해서는 기초체온법이나 점액관찰법을 병행해야 한다.

기초 체온법

기초체온법이란 신체가 활동을 멈추고 휴식을 취하고 있을 때의 체온을 의미한다. 따라서 사람이 잠들어 있을 때 체온을 측정하는 것이 바람직하다. 그러나 잠자고 있을 때의 체온을 재는 것이 어렵기 때문에 아침 기상 시 활동을 하기 바로 전 누워있는 상태에서 체온을 잰다.

단, 일어나서 기지개를 켜거나 일어나서 활동을 하면 안 되며, 잠들어 있는 상태와 가장 근접한 상태에서 체온을 측정해야 한다.

체온측정은 체온계를 입안에 넣고 재어야 한다. 우선 체온계를 혀 밑에 넣고 5분 동안 그대로 있어야 한다. 체온계를 입안에 넣은 상태에서 절대로 손을 대지 말아야 한다.

이와 같이 매일 아침 체온을 재며, 보다 완벽한 배란을 체크하기 위해서 생리 주기가 있는 기간에는 행동, 식사, 수면 등 최대한 규칙적인 생활을 해야 한다.

배란일 전의 체온은 배란일 이후보다 낮다. 배란 전의 체온은 보통 36.3도에서 36.6도까지의 사이에서 변화한다. 그러나 배란 후의 체온은 배란 전에 비해 갑자기 올라간다. 그리고 다음 생리가 시작될 때까지 체온은 계속 오르락내리락 하는 경우가 많다. 보통 36.7도 이상이 된다. 이때의 체온은 36.8도에서 37도 사이를 반복하게 된다. 그러다 생리가 시작될 무렵 체온은 급격히 내려간다.

생리 때부터 배란 때까지는 저온이다가 배란이 지나게 되면 고온으로 변한다. 따라서 저온기와 고온기의 경계가 되는 날이 배란기가 된다. 이날을 기준으로 금욕하면 피임효과를 얻을 수 있다.

점액 관찰법

우리 몸에서는 각종 점액들이 분비되고 있다. 특히 여자의 자궁 입구에서는 남자의 정자를 잘 통과시켜 임신이 잘 되도록 하기 위해 배란 시기에 점액이 흘러나온다. 점액은 외음부에서 축축함을 느끼며, 양이 많을 때는 눈으로 점액을 볼 수 있다. 이 점액은 질에 사정된 후 정상적으로 몇 시간밖에 살지 못하는 정자가 계속 그 활력을 지닐 수 있도록 도와주므로 점액이 분비되기 시작하면 이때부터를 가임기로 볼 수 있다.

처음 점액이 분비될 경우 "뭔가 축축하다"는 느낌으로 알 수 있지만 끈적하고 푸석푸석한 점액을 눈으로도 확인할 수 있다. 이러한 점액은 배란일이 가까워지면 차츰 맑아지고 늘어나며 미끄러운 느낌이 들고 투명한 점액으로 변했다 다시 끈적거리는 점액으로 변하면서 건조해진다.

배란은 맑고 미끄러운 점액이 다시 끈적거리는 점액으로 변하거나 건조해질 때 일어난다. 즉, 맑고 미끄러운 점액의 마지막 날로부터 약 24시간 정도에서 일어난다고 할 수 있다.

배란통(중간통) 검사법

배란일에 미미한 통증과 같은 증상을 오른쪽 하복부에서 느끼게 되는 것을 중간 통증이라고 한다. 이것은 배란을 알리는 신호다. 배란 때 하복부 우측에 느껴지는 미미한 통증으로 난자가 난소에서 배출되는 순간에 심한 통증을 느끼는 여성도 있다. 어떤 경우에는 통증과 동시에 소량의 출혈이 있는 경우도 있다. 이와 같이 중간통의 통증을 느꼈을 때가 배란이 있었다는 신호며, 중간 통증을 느낀 날이 바로 자신의 배란일이다.

자연 주기법

임신은 배란과 수정의 단계를 거쳐서 이루어지기 때문에 배란 후 난자가 생존하여 수정될 수 있는 동안만 정자의 자궁 내 진입을 막으면 임신을 피할 수 있다. 여성의 생리 주기 중 수태 가능한 기간을 피함으로써 임신을 예방하는 방법으로, 이는 생리가 규칙적인 여성에게는 가장 적합한 피임방법이라고 할 수 있다.

단, 여성에 따라 신경성, 스트레스, 신체적 변화 등에 의해 배란기의 변화가 있을 수 있으므로 생리 주기가 불규칙한 여성이 이 주기법을 이용할 경우 실패율이 높으므로 사용을 하지 않는 것이 좋다. 또 산후 생리가 없는 사람도 사용할 수 없다. 왜냐하면 다시 생리가 시작되어도 그 전처럼 주기가 온다고 보장할 수 없기 때문이다.

나의 배란일을 알리는 신호들

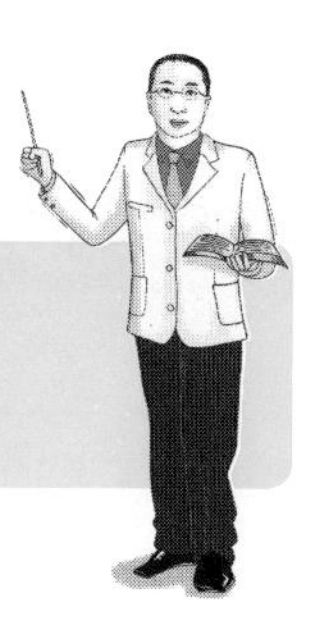

생리 주기가 진행될수록 자궁 점액의 양과 촉감은 변하게 된다. 이렇듯 양이나 촉감이 변하는 것은 여성의 체내에서 에스트로겐의 양이 증가하고 있다는 것을 의미한다. 점액이 맑고 미끄럽고 끈적거릴 정도로 쭉 늘어나면 가장 임신하기 좋은 시기라 할 수 있다.

또 배란일이 되면 체온이 0.5~1.6도 가량 상승하게 된다. 배란현상은 프로게스테론이라는 호르몬이 체온을 상승시키는 역할을 하기 때문에 체온의 증가는 곧 배란을 의미한다. 체온이 상승하기 2~3일 전이 가장 임신하기에 좋은 기간이다.

배란일이 있기 전후로 25%의 여성들이 배란통이나 배란 출혈을 호소하기도 한다. 배란통은 가볍게 배가 아프거나 뒤트는 듯한 통증이 느껴진다. 처음에는 불규칙한 간격으로 계속되지만 나중에는 심한 생리통처럼 2~3번의 통증이 5분 이내에 올 수 있고, 수 시간 동안 진행되다가 2~3일 동안 계속되는 경우도 있다.

☞ **진료실 Tip**

배란 신호 알리는 대표적인 증상들

1. 자궁 점액의 양이 증가하게 됩니다.
2. 체온이 1.6도 정도 상승하게 됩니다.
3. 가볍게 배가 아프거나 뒤트는 듯한 통증이 느껴집니다.

생리대는 어떻게 사용하나?

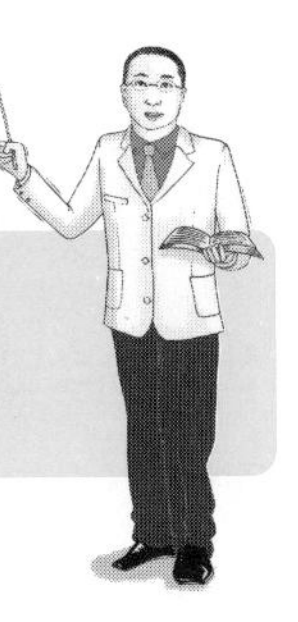

생리대가 나오기 전 우리 어머니들은 가정에서 무명으로 만든 재래식 생리대를 사용해왔다. 그러나 요즘에는 약국이나 슈퍼에서 쉽게 생리대를 구입할 수 있게 되었다. 일반적으로 패드로 구성된 생리대를 사용하며, 월경 때 수영을 해도 무방한 삽입식 탐폰(tampon)도 있다.

과거 재래식은 사용한 후 삶아 빨아서 하는 불편함이 있었는 데, 패드는 사용을 한 후 그냥 버려도 되고, 또 크기도 다양하기 때문에 생리의 양이 많을 때는 크고 두꺼운 용품을 쓰고 적은 날에는 작고 얇은 것을 사용하면 매우 편리하다.

생리대는 자기에게 편리하고 알맞은 것으로 선택하여 최대한 불쾌감을 줄이고, 특히 다른 사람이 눈치 채지 않게 위생적으로 사용하는 것이 중요하다.

평균적으로 생리대를 교환하는 횟수는 5~6회다. 최근 약국에서 패드를 손쉽게 구할 수 있고, 특히 다른 옷에 묻지 않도록 밑에 고무를 댄

팬티를 손쉽게 구할 수 있으므로 생리 기간에 사용하면 매우 좋다.

또한 자신의 생리 주기가 28일 형인지, 30일 형인지를 미리 알고 계산해 놓으면 생리대를 휴대하고 다닐 수 있어 절대 실수하는 일이 없을 것이다.

생리대를 사용한 후에는 뒤처리를 깨끗이 해야 한다. 흔히 사용하는 패드인 경우에는 아무 생각 없이 변기에 그냥 집어넣어 변기가 막히거나 고장 나는 일이 없도록 해야 한다. 또한 종이에 싸서 다른 사람이 사용할 때 불쾌하게 만드는 일이 없도록 주의하자.

01_꿈 많은 10대 생리 이야기

생리대도 날짜가 있다!

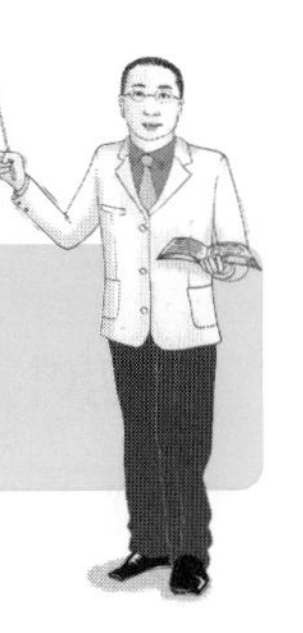

생리혈은 생리기간 동안 수시로 바뀌기 때문에 이것에 맞는 생리대 선택은 매우 중요하다. 낮과 밤에 따라서도 양이 달라진다. 생리날짜에 따라 생리대를 선택하는 방법은 다음과 같다.

낮시간

① 생리혈이 많은 첫째날~ 셋째날

생리가 시작되는 첫째날부터 셋째날에는 생리혈이 많아 밖에 나가면 활동도 자유롭지 못하고 신경이 많이 쓰인다. 이때는 날개 중형을 사용하는 것이 좋다. 사이즈도 활동하기에 불편하지 않고 아무리 얇아도 빨리빨리 흡수한다. 게다가 날개가 있어 옆으로 새는 것도 방지해준다.

그러나 자신의 생리혈이 다른 사람보다 더 많다고 생각되면 날개 대형을 쓰는 것이 마음 편할 것이다. 뒷부분이 부채모양으로 넓은 데다 흡수층이 빽빽하게 들어있어 아무리 양이 많아도 걱정할 필요가 없다.

② 양이 적은 넷째날~엿샛날

넷째날부터는 현저하게 양이 줄어든다. 이때부터는 다시 평상시로 돌아갈 수 있는 준비를 해야 한다. 크고 긴 생리대보다는 비교적 작고 편한 소형이나 날개 없는 일반제품을 사용해야 한다. 3중 누빔 구조가 커버를 뭉치거나 들뜨지 않게 방지해주며, 어떤 움직임에도 편안하다. 양이 적어 옆샘도 크게 걱정 없고, 날개 없는 일반 제품도 괜찮다.

➔ 평소 또는 전후에

생리 전후나 약간의 생리혈이 비칠 때는 팬티라이너를 사용하는 것이 좋다. 팬티라이너는 생리대보다 훨씬 얇고 작기 때문에 착용한 느낌이 거의 없다. 팬티라이너 하나면 속옷도 깨끗하게 보호할 수 있다.

평소에도 팬티라이너는 필수다. 사람에 따라 약간의 차이는 나지만 생리 전후가 아니더라도 여성들은 조금씩 분비물이 있기 때문이다.

➔ 밤 시간

① 양이 많은 첫째날~ 셋째날

많은 여성들이 양이 많은 밤 시간대를 불안해 한다. 그럴 때는 뒤나 옆으로 새는 것을 방지할 수 있도록 디자인 된 생리대를 사용하면 좋다. 뒷부분 전체에 흡수층이 빈틈없이 들어있는 나이트가드가 있어 아침까지 깨끗하게 사용할 수 있다.

② 양이 적은 넷째날~엿샛날

양이 적은 밤 시간에는 양이 많은 날에 쓰는 것보다 작은 대형을 쓰는 것이 좋다. 길고 넓은 윗부분 전체에 흡수층을 빈틈없이 넣어서 안심할 수 있다.

01_꿈 많은 10대 생리 이야기

생리 때의 위생 대책

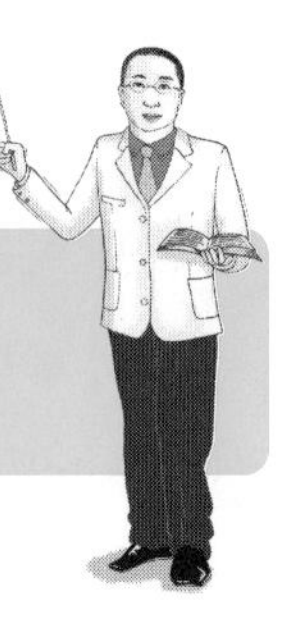

생리를 하기 시작하면 만사가 귀찮고 몸이 평소 때와 다르게 무겁게 느껴지는 경우가 대부분이다. 이럴 때 생리대를 자주 갈아주지 않거나 목욕을 할 수 없다고 해서 그냥 지나칠 경우 자신은 모르지만 남에게 불쾌한 냄새를 느끼게 하는 경우가 종종 있다. 특히 출혈이 심한 2~3일째에는 평소보다 생리대를 더욱 자주 갈아주어야 한다. 생리혈이 많이 묻은 경우에 처음 얼마동안은 괜찮으나 오래 묻어 있거나 배어 있으면 냄새가 더욱 심해진다.

또한 자신도 모르게 피가 묻어있는 경우가 있을 수 있는 데 이럴 경우 빨리 발견하는 경우에는 크게 문제될 것이 없으며, 피가 묻어 얼룩을 빼야 할 경우에는 찬물과 중성세제로 빨면 의외로 잘 지워진다.

생리 기간 중 특히 밤에는 생리대를 더 두껍고 긴 것을 사용해 잠자리에 묻지 않도록 주의해야 한다. 실수로 이불에 생리혈이 묻었을 경우에는 발견 즉시 처리하여 다른 식구들에게 불쾌감을 주는 일이 없도록 해야 한다.

대중목욕탕이나 수영은 생리 기간 중에는 가급적 피하는 것이 좋다. 다만 샤워 정도는 무방하다. 더욱이 생리대를 바꿔줄 때마다 외음부를 깨끗하게 씻는 것이 매우 중요하다. 깨끗한 용기와 따뜻한 물로 씻어주며, 자극하거나 질 안으로 손가락을 넣는 것은 삼가야 한다. 특히 더러운 손으로 생리대를 바꾸는 행동은 절대 금물이며, 일처리가 끝난 후에는 손을 깨끗이 씻도록 한다.

또 생리는 병이 아니므로 집안에 꼼짝도 하지 않고 누워 있기보다는 밖에서 간단하게 운동을 하는 것이 낫다.

☞ **진료실 Tip**

생리 때 주의할 점 4가지

- 생리 기간 중에는 욕조에 들어가서 하는 목욕은 멀리 하고 샤워 위주로 씻는 것이 좋습니다.
- 에스트로겐이 적어지면 엔도르핀도 부족해져 통증을 쉽게 느낍니다. 그러니 화학섬유로 된 바지나 치마는 멀리하고 면 위주의 옷을 입는 것이 쓸리는 느낌, 몸의 민감도를 줄여줍니다.
- 생리 중에는 침속의 포도당이 3~9배 가량 증가하는 데 그러면 입속에 치은염과 충치를 유발하는 박테리아도 증가합니다. 따라서 생리기간에는 이를 좀 더 자주 닦는 것이 좋습니다.
- 편두통의 가능성이 높으니 카페인, 소금, 방부제가 들어간 음식을 줄이거나 피하세요.

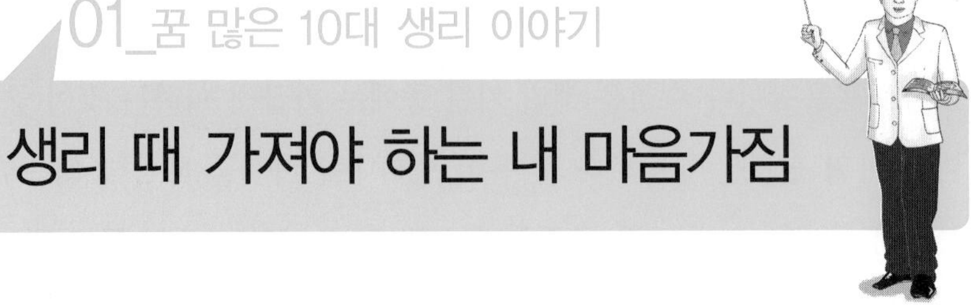

01_꿈 많은 10대 생리 이야기

생리 때 가져야 하는 내 마음가짐

인간의 신체는 스스로 평형의 상태를 유지할 수 있도록 구성되어 있다. 그러나 여성의 경우 생리가 시작되면 무엇보다도 신체의 균형이 깨지게 마련이다. 따라서 이에 따르는 증상도 여러 가지로 나타날 수 있다.

피로, 우울, 요통, 하복통 등의 주요 증상이 나타날 수 있으며, 배가 아프고 메스꺼우며 조그마한 일에도 신경질이 나고 식욕도 저하된다. 그러나 이럴 때일수록 자신의 신체적 증상을 이해하고 편안한 마음을 가지도록 노력해야 한다.

자신의 생리 주기와 증상을 어느 정도 예측할 수 있다면 그리 당황하지 않고 슬기롭게 대처할 수 있다. 더군다나 우울하고 신경질이 날 때는 '생리 때라 그렇구나.' 라는 편안한 마음을 가지고 있으면 평소와 다름없이 생활할 수 있다.

초경을 경험한 여학생들의 경우에는 자신의 생리양에 대해 충분히 이해하고 있어야 한다. 그러나 대부분의 여학생들이 이 부분에 대해서는 무지한 경우가 대단히 많다. 생리의 양은 우윳병으로 약 한 병 반이 된다. 자궁에 있는 점액이나 점막과 분비물 등이 함께 섞여 있기 때문에 순수한 혈액의 양은 30~50cc에 불과하다. 이러한 정도로는 신체에 빈혈을 줄 정도는 아니므로 걱정하지 않아도 된다. 다만, 정신적 긴장감이나 불안감으로 인하여 빈혈이 올 수는 있다.

여학생들이 생리에 대해 알고 있어야 할 사항으로는 자신의 생리 주기와 다음 생리 예정일을 기억하여 이상이 생기면 주위 사람과 의논할 수 있도록 해야 한다. 초경을 한 후 생리일이 불규칙하고 계속해서 생리가 없거나 주기가 일정하지 않고 출혈량이 일정치 않다면 혼자 속으로 고민할 것이 아니라 부모님이나 양호교사, 의사 등에게 상의할 수 있어야 한다.

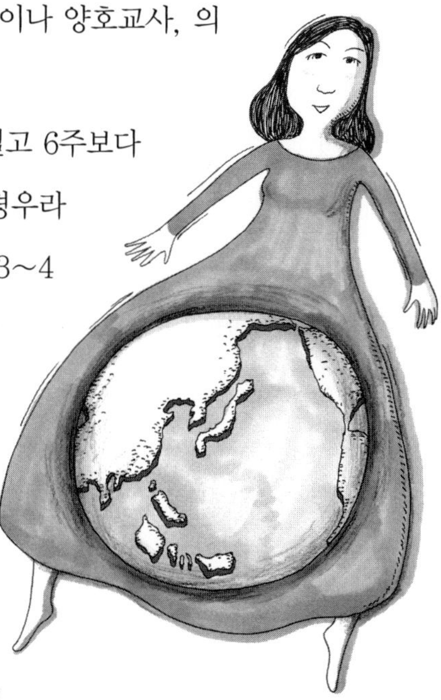

생리의 주기는 대체로 3주보다는 길고 6주보다는 짧은 범위 내에서 안정되어 있는 경우라면 크게 걱정할 필요는 없다. 그러나 3~4개월까지 생리가 없다면 전문의를 찾아가 상담하는 것이 좋다. 혼자 고민만 하다 아무 약이나 사먹는 어리석은 짓을 절대 하지 말아야 한다.

생리가 시작하는 때와 생리의 주기, 출혈 기간, 출혈량에는 각자 개인 차가 심한 편이다. 이것을 무시하고 친구와 비교하여 '내가 정상이 아닌가?' 라는 불안감을 가질 필요는 없지만, 생리불순이 지속된다면 난소 기능에 문제가 생긴 것이므로 꼭 원인적인 치료를 해야 한다.

생리란 여자로서 미래에 엄마가 될 준비 중의 하나이며, 마땅히 받아들여야 할 생리현상이다. 이로써 성인이 되었다는 인식을 가짐으로써 귀찮다거나 괴로운 것으로만 생각하지 말아야 한다.

특히 엄마들은 딸아이가 '이제 나도 엄연한 어른으로 성장하고 있구나.' 라는 생각을 가질 수 있도록 자신의 일을 주체적으로 해결하게 하고, 수용할 수 있도록 지도해야 한다.

또 엄마들은 생리가 여자아이들뿐만의 일이 아니라 남자아이들에게도 필요하다는 것을 인식시켜 줘야 한다. 과거뿐만 아니라 최근에도 남자아이들에게는 생리에 대한 교육을 제대로 하지 않고 있는 것이 일반적이다. 그러나 요즘 학교에서의 성교육은 남자 아이들에게도 여성의 생리를 이해시키고 교육시켜야 한다. 그래서 남성도 여성이 생리를 하는 동안에 겪는 불안이나 고통을 이해하고 이성을 존중할 수 있는 기회를 제공해 주어야 한다.

생리는 생명의 창조 과정 중 한 부분이다. 생리현상이 없다면 인류는 존재할 수 없을 것이다. 따라서 모성의 보호는 건강한 생명을 잉태시키고 사회와 역사를 발전시키는 건강한 노동력을 재생산하는 측면에서 사회, 국가적으로 보호되어야 할 권리다.

또 여성들은 생명을 탄생시키는 준비가 여성의 몸에서 일어나는 것이므로 스스로의 역할에 대해 자부심을 갖도록 노력해야 한다.

☞ 진료실 Tip

생리주기 한 달 간의 심리상태와 내 몸 상태

1. **생리 시작일~3일** : 생리 중. 에스트로겐과 테스토스테론이 서서히 늘어나는 시기입니다. 몸은 피곤하지만 우울한 기분이 사라지고, 평상시 컨디션을 되찾습니다.
2. **4일~10일까지** : 생리 후 회복기로 줄었던 에스트로겐이 점차 늘면서 우울, 짜증이 점차 줄어듭니다. 테스토스테론까지 증가하면서 자신감이 생기고, 똑똑해지며 사람 만나는 일이 즐거워집니다. 이성에 대한 생각이 많아지며, 지름신이 강림하여 지갑 생각은 하지 않고 내지르는 시기입니다.
3. **11일~13일** : 배란 전 절정기로 에스트로겐과 테스토스테론이 최고조에 달할 때입니다. 매력만점에 유능함과 최상의 컨디션을 자랑합니다. 이 시기의 수학문제는 쉽게 풀어냅니다.
4. **14일~22일** : 배란 후 침체기로 에스트로겐과 테스토스테론이 줄고 프로게스테론이 늘어나는 시기입니다. 식욕이 늘고 차분해지며, 둥지 본능으로 집에서 편히 쉬고 싶어집니다. 스트레스 해소를 위해 몸에서 당분 섭취가 늘게 되니 살찌는 데 주의해야 합니다. 언어능력과 기운이 떨어져 자신감이 줄어듭니다.
5. **23일~28일** : 생리 전 시련기로 세 호르몬이 모두 감소하는 시기입니다. 신경이 예민해지고 우울해 하며, 걸핏하면 짜증을 냅니다. 주변의 사람들, 특히 남자친구는 눈치를 잘 봐야 합니다.

Part. 2

한의사 아빠가 딸에게 들려주는

생리 콕! 불임 뚝!
자궁의 일생

인생의 황금기 20대

생리 이야기

– 조기폐경 · 다낭성 난소를 조심하자 –

20대에게 '생리란?'

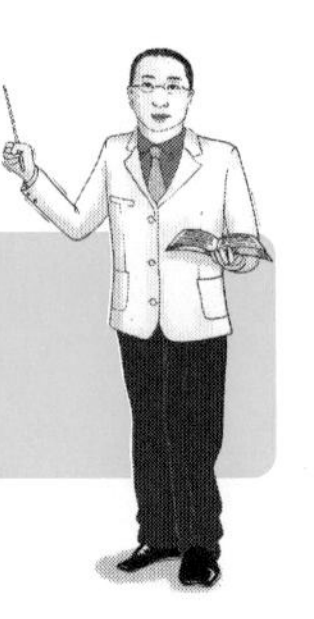

최근 여대생들의 생리에 대한 의식조사를 해본 결과에 의하면 "생리는 성적 성숙의 상징"이라는 인식이 대부분이었다. 즉 여성에게 있어 생리는 성적으로 성숙하는 첫 단계를 의미하는 것으로 가임기의 의미를 지니며, 이전에는 막연히 생각되어지던 여성 역할에 대한 정체감이 구체화되는 시기로서의 의미를 지닌다.

활동량이 많은 20대들은 생리로 인해 활동의 제약을 받는 것을 가장 괴로워한다. 누군가를 만나야 하는 데도 매우 조심스럽고 의복을 착용하는 데도 매우 제한을 받는다. 따라서 대인관계를 기피하게 되며, 자연스럽게 외출을 자제하게 된다.

이럴수록 생리를 접하는 현명한 지혜가 필요하다. 수면이나 휴식을 취하는 것이 생리를 극복할 수 있는 가장 현명한 방법이지만 그 외에도 스스로 청결을 유지하고 적절한 운동을 통해 생리를 극복해야 한다. 또한 따뜻한 물로 휴식을 취하고 냄새를 제거하기 위해 향수를 사용하면 좋다.

☞ 진료실 Tip

생리 중 다이어트는 어떻게 해야 할까요?

생리 기간은 여자만의 특권입니다. 재창조, 재충전의 시간이라 여기고 즐겁게 생각하도록 해야 합니다.

20대 여성의 경우 특히 생리기간 중에는 살이 찌는 것 같고 생리 때는 운동을 해도 효과를 못 보는 것 같다고 호소하는 사람들이 많습니다.

그래서 생리 중 다이어트는 어떻게 해야 하는지 알려드리겠습니다.

대부분의 여성들이 "생리 중에는 살이 더 찐다."라고 생각하고 있는 데 이건 잘못된 생각입니다. 생리 시작 전 체중과 사이즈가 조금 늘어나고, 몸이 붓는다거나 생리가 끝나고 체중이 증가하는 것은 생리전 증후군 때문에 단기간 일어나는 일시적인 현상일 뿐입니다.

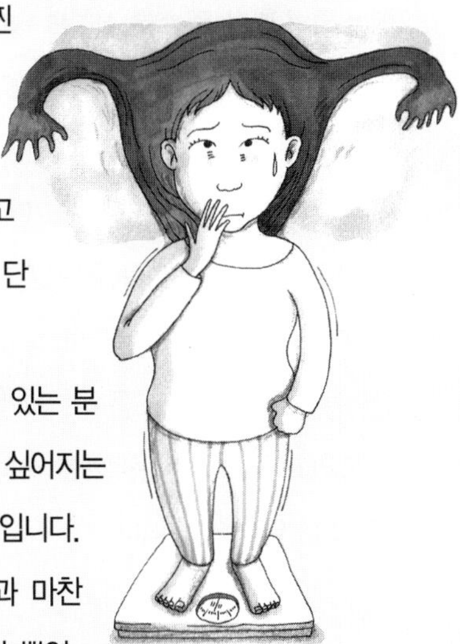

생리 시작 며칠 전부터 폭식을 하는 습관이 있는 분들도 있고, 생리 직전에 음식물이 자꾸만 먹고 싶어지는 것은 호르몬의 영향으로 생기는 자연스런 현상입니다.

임신을 했을 때 어떤 음식이 생각나는 것과 마찬가지입니다. 음식이 생각나는 정도가 조금 약할 뿐입니다. 이때는 주로 달콤한 것과 전분질이 많은 음식이 생각납니다.

생리 때 일시적으로 몸이 붓거나 살이 찌고 또 음식이 당기는 이유는 생리 전 황체기와 비슷한 상태이기 때문입니다.

황체기 때는 호르몬의 영향으로 식욕이 당기거나 신경이 날카로워지고, 대사 · 자율신경 등의 상태가 전체적으로 불안정하기 때문에 생리가 다가왔을 때 다이어트를 하는 것이 힘든 거지요.

생리 전 황체기라 불리는 기간에는 프로게스테론과 에스트로겐 호르몬의 영향을 받아 지방이 축적됩니다. 또 호르몬의 영향으로 다이어트를 열심히 하여도 체중이 줄어들지 않는 현상이 일어나게 되는 것이지요.

황체기 때는 물을 조금만 먹어도 부종이 있을 수 있으니 수분 섭취에 주의하고 짠 음식물 섭취를 줄여 주십시오. 또 부종이 있는 경우에는 홍차나 커피 등의 카페인을 약간 섭취해주면 이뇨작용으로 인해서 일시적으로 수분 배출을 도와 부기를 조정할 수 있습니다만, 너무 많은 양을 섭취하는 건 좋지 않습니다. 황체기 때에는 특히 자기 전 수분 섭취를 많이 하지 않도록 유의하세요.

그리고 생리 때 식욕이 당길 경우에는 자연 배뇨효과를 지닌 수박이나 멜론, 채소 등을 섭취하여 식욕 억제를 하는 것이 좋습니다. 또 단것이 계속 먹고 싶다면 꿀물이나 유자차를 조금 타서 먹으면 좋고, 생리 때는 몸의 철분을 잃기 때문에 철분이 많은 음식물을 섭취하여도 많은 도움이 됩니다.

또 하나! 생리 때는 운동도 심하게 하지 않는 게 좋습니다. 가볍게 운동을 하면 생리통과 다이어트에 도움이 되지만 너무 무리한 운동은 삼가세요.

그리고 생리 때는 몸무게를 측정하지 말고, 생리 후에 측정하십시오. 그래야 스트레스를 덜 받게 됩니다.

월경이 없어졌어요!

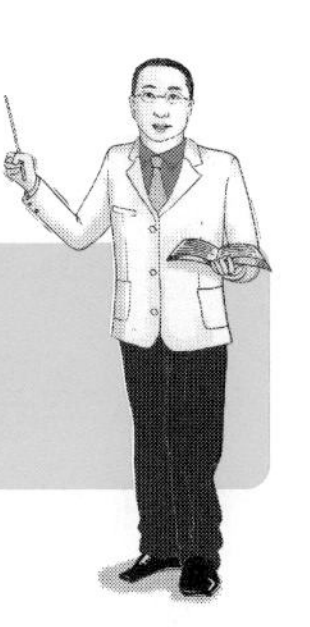

"초등학교 6학년 때부터 초경을 시작했어요. 그동안 특별한 증상이 없었는 데 다이어트를 한 이후부터 생리가 멈춰버렸습니다."

대부분 20대 여성들은 외모 가꾸기에 상당한 시간을 투자하게 된다. 남과 비교해 자신이 약간 뚱뚱하다고 생각되면 굶는다든지, 약을 복용해 가며 살빼기에 급급해진다. 이럴 경우 생리에 이상이 생길 확률은 매우 높아진다. 단적으로 말해 심한 다이어트는 생리의 최대 적이다. 갑작스런 체중 감소, 견딜 수 없는 스트레스, 중추신경계 이상 등의 원인으로 인해 생리가 없어지는 경우가 허다하다.

여성이 정상적인 생리를 하기 위해서는 신체에서 체지방의 비율이 급격히 떨어져서는 안 된다. 체지방의 비율이 떨어지면 배란장애를 초래하여 난소 내 난포호르몬의 생산이 줄어들게 된다. 그렇게 되면 자궁내막의 자극이 되지 못하여 생리양이 줄어들거나 기간이 짧아지고 또는 없어질 수도 있다.

결국 부족한 체지방에서 난포호르몬 생산의 원천이 되는 안드로겐의 공급 부족으로 무배란성 주기가 발생해 생리가 없어지는 무월경 증세를 보이게 된다. 무월경이 발생하게 되는 것은 절대 체지방과 지방량보다 체중 및 지방의 손실이 더 중요하다. 정상적인 월경을 하는 여성의 경우 체중의 10~15%와 이에 상응되는 30% 이상의 체지방이 감소되면 무월경 및 월경장애를 초래할 수 있다. 따라서 무리한 다이어트를 삼가고 적정한 체중과 신체 내 체지방 비율이 정상분포로 돌아갈 수 있게끔 해야 한다.

일반적으로 운동선수들에게 무월경이 많은 편으로 알려져 있다. 그것은 운동을 통해 지방세포의 손실이 많이 생기고 여체의 지방질이 대략 15% 이하로 떨어지게 되면 무월경이 될 가능성은 매우 높아진다.

☞ **진료실에서 만난 사람들**

조기폐경 탈출기

(정 **, 86년생, 집은 대전, 미국 유학 중, 163cm, 45kg.)

초등학교 6학년 때 초경을 하고, 약간의 생리불순은 있었으나 별탈 없이 생리를 하다가 유학 중 갑자기 스트레스와 몸의 균형이 무너지고, 유학의 피로감 때문에 2006년 11월부터 생리가 나오지 않았습니다. 병원에 가서 검사를 받아본 결과 조기폐경이라는 진단을 받게 되었습니다.

그래서 피임약을 3개월 복용하게 되었는데 그 때문인지 살이 찌면서 힘들어지고 불면, 우울증까지 나타났습니다. 결국 2007년 5월 FSH(난포자극호르몬)의 수치를 재보니 80, E2(에스트라디올)는 17로 나타났습니다.

병원에서는 수치가 나빠졌으니 결혼을 빨리 해서 과배란을 시도하는 수밖에 없다는 말을 듣고 2007년 여름방학 때 귀국하여 내원한 경우입니다.

이 사례자의 경우 스트레스로 가슴의 압통까지 느낄 정도로 예민하고, 장에 가스가 많이 차면서 소화불량이 나타나고 폭식증과 대인기피증으로 외출을 못할 정도였습니다.

뇌하수체와 난소기능 강화를 위한 약과 자하거의 용량을 배로 늘려 처방하고, 운동을 심하게 하지 말고 즐길 정도로만 하게 하였습니다.

약을 계속 국제택배로 보내주면서 이메일로 변화를 체크했습니다. 치료를 하자 살이 좀 붙으면서 체력이 개선되고, 혈색이 좋아졌다고 답신이 왔습니다.

2007년 11월 7일, 드디어 생리가 시작됐습니다. 그런데 생리통이 심하고 덩어리도 많은 편이었습니다. 이것은 끊겼던 생리가 나오므로 통증과 덩어리가 많을 수 있고, 다음 생리부터 줄어들 것이라고 설명을 해주었습니다. 아직은 다 나았다고 볼 수 없고, 이제 치료의 반응이 시작된 것으로 이 생리가 꾸준하게 규칙적으로 유지되게 5~6개월간은 더 관리가 필요하다고 설명해주었습니다. 그리고 12월 8일, 정상적인 생리와 더불어 생리통이 감소하였다고 연락이 왔습니다. 12월 30일 잠시 귀국하여 처음 다니면서 피임약 처방을 받았던 산부인과에서 FSH 7.9, E2 356을 확인했고, 조기폐경 탈출에 비로소 성공하였습니다. 그 후 6개월 간 더 치료하면서 생리는 완전하게 규칙적으로 회복하였습니다.

02_인생의 황금기 20대 생리 이야기

3개월 이상 생리가 없어요!

- 속발성 무월경 - 조기폐경일 때 -

"생리할 때가 되었는데 아무 소식도 없어요. 어떻게 해야 되죠? 선생님. 이번 달에는 생각과 고민을 너무 많이 한 터라 스트레스에 의한 것인지 아니면 남자친구와의 관계 때문인지 고민이 됩니다."

이처럼 이미 생리가 있던 여성이 연속해서 3개월 이상 생리가 없을 경우 이를 속발성 무월경 혹은 조기폐경이라고 한다. 이럴 경우는 생리적 또는 병리적으로 다양한 원인들이 있을 수 있지만 특히 20대에 성관계 후 생리가 사라졌다면 임신을 생각할 수도 있다.

아무리 피임법이 발달했다고 하더라도 지금까지 완벽한 피임법은 없다. 또 입덧이 반드시 있는 것도 아니다. 기온체온표상 고온이 3주 이상 계속될 경우 임신은 거의 확실해진다. 최근에 개발된 임신 진단약은 놀랄 만큼 강도가 좋아서 생리 예정일에 이미 양성반응으로 나오는 경우도 자주 있다.

또 초음파로도 생리 예정일이 늦은 때부터 임신 진단이 가능하기도 하다. 생리가 늦어졌는데 출혈이 있었다고 해서 월경으로 착각하는 경우도 있다. 특히 이럴 경우 초기 유산, 자궁 외 임신 등의 이상 임신일 가능성도 있으므로 전문의와 꼭 상담을 해야 한다.

이 외에도 유즙 누출성 무월경이라는 것이 있다. 출산과 관계없이 젖이 나오거나 출산 후 6개월 이상이 지났고 수유하지 않는 데도 젖이 나와서 무월경이 계속되는 경우다. 유방이 아프도록 젖을 짜야 하는 경우, 하얀 젖이 떨어지는 정도에 이르기까지 여러 가지 증상을 보인다.

경구 피임약이나 생리 주기를 변경시킬 목적으로 호르몬제를 복용했거나 향정신약을 사용하고 있을 때 주로 이러한 증상이 나타난다. 더욱이 뇌하수체에 작은 종양이 생겨서 유즙 분비 호르몬이 과잉 분비되었을 경우에도 더더욱 주의해야 한다. 이때 혈중의 호르몬 검사를 하거나 머리 X선 촬영을 통하여 그 원인을 찾아낼 수 있다.

속발성 무월경은 정신적인 원인에 의해서도 많이 발병한다. 시험, 진학, 취직, 장기간 여행 등으로 인한 환경 변화, 이별, 사업실패 등의 심리적 스트레스가 심하게 왔을 때도 대뇌, 뇌하수체 등에 영향을 주어 무월경이 오는 수가 있다. 이와 같은 갈등의 요소가 해결된다면 자연히 월경이 재개되기도 한다.

이러한 조기폐경은 불임뿐만 아니라 여성으로서의 노화, 골다공증, 성기능장애 등을 유발하므로 일시적인 호르몬요법보다는 난소의 기능을 살려 배란성 생리를 하게 만들어주는 난소 회경법 등의 한방치료가 효과적이다.

➜ 난소 회경법이란?

하이미즈한의원 박영철 원장이 만든 난소기능 회복 치료다. 다낭성 난소나 조기폐경, 생리불순 시 난소에서의 호르몬 불균형과 배란장애를 치료하는 것으로 난소에서의 에스트라디올 양이 늘고, 뇌하수체에서의 FSH(난포자극호르몬)를 줄여 정상적인 배란과 생리를 만들어주는 치료. 약과 자하거, 운동, 식사조절로 이루어져 있다.

☞ **진료실에서 만난 사람들**

조기폐경에 의한 불임 이겨낸 치료 경험담

(이**, 76년생, 전북 전주시 완산구 거주)

결혼 5년차 주부. 초경을 14세에 시작했는 데 결혼 전부터 생리 기간 중 유방통과 통증이 심하고 불규칙하더니 결혼 후 1년 정도에 생리가 나오지 않아 병원에 가보니, FSH(난포자극호르몬)가 33.08, E2(에스트라디올)는 38.76으로 나와 조기폐경이라는 진단을 받았습니다.

막막한 심정으로 병원에서 권하는 대로 혹시나 하며 배란 촉진제를 투여하면서 시험관시술을 시도하였으나 난자가 자라지 않아 3차례 실패하고, 그 후 난자 공여를 받아 시험관을 시도하였습니다. 결국 착상에 실패하여 낙심을 하였는데, 병원에서 자궁내막이 나쁘다고 청소하여야 한다는 말을 듣고는 자궁내막 소파술까지 한 번 시술받았습니다.

스트레스와 소화불량으로 고민하다가 2007년 10월 27일 다시 병원에 가서 호르몬을 체크해보니, FSH 45, E2 20, LH 34.9가 나와 2007년 11월 3일 본원에 내원하였습니다.

체중은 62.8kg으로 지방이 9.6kg 과다였고, 요통도 심하고 붓고 몸이 무거워 점점 피곤하고 힘든 상태였습니다.

난소 회경법과 운동, 식사조절로 한 달 경과 후 1.5kg 정도 감량했습니다. 소화기능이 개선되고 요통은 없어지고 분비물도 증가하였습니다.

12월 6일, 피부가 부드러워지고 성교통도 없어졌으며, 체중은 총 3.5Kg 감량했습니다. 그러나 하복부에 생리 때의 느낌 같은 충혈감이 나타났습니다.

1월 22일, 생리가 드디어 나오기 시작하여 호르몬을 체크해보니 FSH가 13.07, E2가 67.25로 좋아져 있었습니다. 그러나 아직 생리양은 극히 적은 상태였습니다.

2월 21일, 생리가 시작됐고 그 양도 조금 늘었습니다. 일주일 후 초음파 체크를 해보니 정상적으로 난포가 크는 것이 보이기 시작했습니다.

3월 19일, 생리 상태가 탁하지 않고 양이 늘었습니다. 배란일 상태를 보고 자연 임신을 시도하였습니다. 그리고 5월 초 임신 사실을 확인할 수 있었습니다.

☞ 진료실 Tip

조기폐경 환자의 치료 가이드

※ 2006년 12월부터 2008년 11월까지 2년간 하이미즈한의원에 내원한 325명의 조기폐경 환자의 치료 결과 주목할 만한 효과가 나타났다. 그 결과를 소개한다.

● **조기폐경 환자의 유형** : 만 19세~ 만 39세 여성 325명의 내원환자를 대상으로 증상과 호르몬의 변화를 취합한 결과 다음과 같은 결과를 보였다.

1. 조기폐경의 원인 : 기질적으로 다른 질환을 치료하면서 난소기능이 손상받는 경우(갑상선 치료, 유방암 치료, 당뇨 등)와 스트레스, 무리한 다이어트, 비만 등으로 기능적인 난소와 뇌하수체의 장애를 유발하는 경우가 있다.

2. 조기폐경의 증상 : 월경이 일 년에 3회 미만으로 하는 경우(42%), 월경을 6개월 이상 하지 않는 경우(33%), 일 년 이상 월경이 없는 경우(25%)로 나타났고, 호르몬 수치 FSH(난포자극호르몬, 난포기 기준치 12.5)는 평균 45~83, E2(에스트라디올, 폐경 후 54 이하, 기준치 80 이상)는 평균 6~43으로 폐경 수치가 나타났다.

3. 조기폐경 환자의 특징 : 마른 체형(지방과 근육이 적다)과 비만인 비율이 8:2 정도의 비율로 나타났다. 안면홍조, 불안, 질 건조증, 성욕감퇴, 허열, 식은 땀, 불면, 우울증이 주로 있었고, 심한 경우 폭식증, 거식증, 대인기피증 등도 나타났다.

4. 처방 : 향부자, 음양곽, 당귀 등이 들어가 생식기의 기혈조절을 도와주는 회경탕과 호르몬 밸런스를 잡아주는 자하거와 근력운동, 식사조절을 병행하여 치료하였다.

5. 치료 후 호르몬의 변화

● FSH(난포자극호르몬) 수치의 변화 (정상치: 난포기 12.5, 배란기 20)

- FSH 20~40 사이의 환자 : 3~5개월 치료 후 정상범위로 회복(기준 환자의 73%)
- FSH 40~80 사이의 환자 : 4~5개월 후 55% 감소, 6~10개월 치료 후 정상범위로 회복(기준 환자의 68%)
- FSH 80 이상의 환자 : 6~7개월 후 40% 감소, 8~14 개월 치료 후 정상범위로 회복(기준 환자의 51%)

● E2(에스트라디올) 수치의 변화(정상수치 80 이상)
- E2 40~80 사이의 환자 : 약 4개월간 치료 후 정상수치로 회복(기준 환자의 69%)
- E2 10~40 사이의 환자 : 약 6개월간 치료 후 정상수치로 회복(기준 환자의 56%)
- E2 10 이하의 환자 : 약 13개월 치료 후 정상수치로 회복(기준 환자의 48%)
- 생리가 다시 회복되는 기간도 치료 시작 3개월 11%, 4개월 18%, 5개월 27%, 6개월 이상 28%로 나타났으며, 무반응인 경우도 16% 정도 나타났다.
  연령별 회복기간은 사람과 정도마다 다르지만 10대가 평균 4.3개월로 가장 빨랐고, 20대는 6.7개월, 30대는 9.6개월 정도가 소요되었다.

* 스트레스, 환경호르몬, 흡연, 무리한 다이어트 등으로 20~30대 여성의 조기폐경 환자들이 늘어나고 있다. 양방에서는 호르몬제를 사용하여 치료한다고 알려져 있지만 이는 무배란 월경만을 나오게 하므로 난소기능을 개선하는 것은 도움이 되지 못하고, 골다공증 예방을 위한 처치일 뿐이다. 하지만 난소와 뇌하수체의 기능을 강화시키고 호르몬 균형을 좋게 하는 자하거를 병용한 한방 치료 결과 대부분 1년 이내에 월경이 돌아왔다. 무엇보다도 호르몬의 균형을 찾은 것과 배란성 월경이 이루어져 여성 성의 조로를 막고 임신을 가능하게 만드는 효과를 얻을 수 있었다.
* 조기폐경의 완전한 예방이란 없으나, 기질적 병변 이상으로 기인한 경우 말고, 기능적 조기폐경을 예방하려면 스트레스 관리와 더불어 과도하고 의미 없는 다이어트는 하지 말아야 한다. 무조건 굶어가며 하는 살빼기는 몸의 지방과 근육을 같이 소진시켜 대사 흐름을 나쁘게 하고 호르몬 분비의 균형을 깨트리며, 생식기능의 폐쇄를 유발하므로 주의해야 한다. 정상적인 운동과 식이조절을 통해 무리 없이 다이어트를 해야 한다.

02_인생의 황금기 20대 생리 이야기

임신의 덫 '자궁내막증'

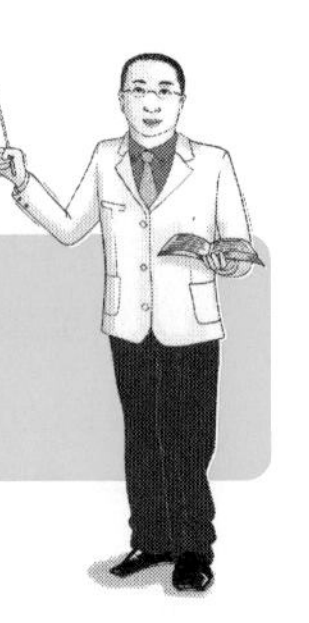

20대 중반 이후 여성들에게서 자궁 내막증에 의한 이차성 월경 곤란증을 흔히 볼 수 있다. 자궁 내막증은 여성의 생리와 밀접한 관련을 가지고 있기 때문이다. 자궁내막증은 자궁 내막의 조직이 골반 내의 다른 곳에 위치하고 있는 것을 말한다.

임신이 되기 위해서는 여성의 수정란이 제대로 착상을 할 수 있어야 한다. 이를 위한 장치로 자궁 내막이 스펀지처럼 두꺼워지기 시작한다. 그렇게 해서 자궁 내막에 수정된 난자가 착상이 되면 비로소 임신을 하게 되는 것이다.

그러나 수정이 되지 않거나 착상이 되지 않으면 자궁 내막은 떨어져 나오게 되는 데 이것이 바로 매월 여성들이 겪게 되는 생리혈이다.

그런데 이 생리혈이 나팔관을 통해 거꾸로 흘러 들어가서 난소 등 골반 내의 다른 곳에 자궁내막의 조직이 착상하는 경우가 종종 있다. 이렇게 되면 그 이후에 일어나는 월경 때 난포호르몬의 작용에 의해 이 조직이 커지는 변화가 일어나게 된다.

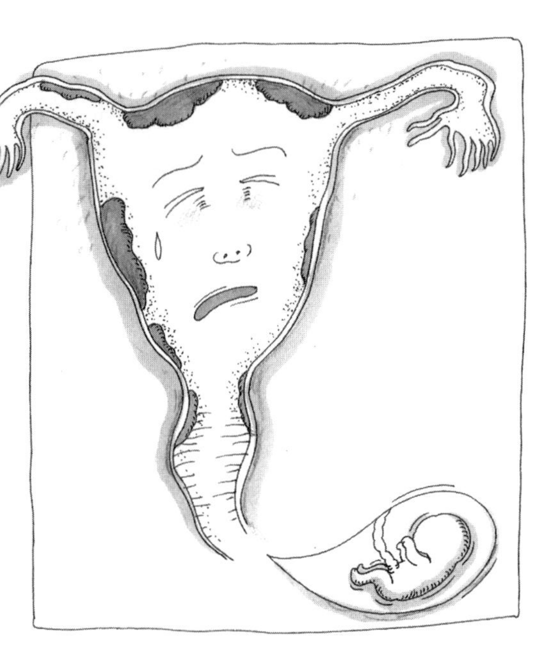

이때 나타나는 가장 흔한 증상은 월경 중에 혹은 월경 직전에 나타나는 골반의 동통이다. 성인 여성에서 통증이 없는 월경이 지속되다가 어느 날 느닷없이 생리통이 발생하면 이는 자궁내막증의 가능성이 매우 높다. 이때의 생리통은 생리가 시작되기 전에 발생하여 생리 기간 내내 지속되는 특징을 보인다.

자궁내막증이 있는 여성들은 불임의 가능성도 높아진다. 난관의 운동성이나 난관에서의 난자 흡입에 지장이 초래됨으로써 임신율이 저하되는 것으로 알려져 있다.

또 자궁내막증 환자는 복막대식세포가 많이 활성화되어 이로 인해 정자의 운동성이 감소하거나 정자에 대한 대식작용이 증가하거나 수정과정이 방해를 받아 임신 능력이 떨어질 가능성도 있다.

자연유산과 자궁내막증의 관계는 많은 연구에서 밝혀졌다. 이들 연구에 따르면 자궁내막증 환자의 자연 유산율은 40%로서 정상인의 15~20%보다 높다고 보고돼 있다. 더구나 심해진 자궁내막증을 치료

한다고 수술을 하면 난소 일부가 같이 없어지고, 재발방지를 위해 생리를 못하게 하는 호르몬을 써 난소의 기능장애가 따라올 수 있으므로 무조건 수술보다는 어혈을 풀어주는 한방치료가 초기엔 더 효과적일 수 있다.

☞ **진료실 Tip**

자궁내막증 미리미리 예방법

자궁내막증은 생리와 연관되어 많이 발생하므로 생리 시 혈이 충분히 잘 빠져나오게 해주어야 합니다. 마음을 편안히 해야 자궁과 복근의 이완으로 도움이 되는데, 스트레스를 받으면 자궁과 복근의 위축으로 생리혈이 원활히 배출되지 않습니다. 또 생리 중의 성관계는 생리혈의 역류를 만들어 난관유착이나 자궁내막증을 유발하기 쉬우므로 금해야 합니다.

02_인생의 황금기 20대 생리 이야기

항문·코에서 생리혈이 나와요!

생리혈은 항상 질에서 나오는 것으로 생각할 수 있지만 예외적으로 항문을 통해 나오는 경우도 가끔 볼 수 있다. 이 같은 원인으로는 자궁 내막에만 존재해야 할 자궁 내막 조직이 자궁 내막을 벗어나 있기 때문이다. 일례로 자궁 내인 자궁 근육에 포함되면 자궁선근종이라 하고, 자궁 밖을 벗어나 주로 난소, 자궁 인대, 그 외에 직장, 질중격, 난관, 장결장 및 방광을 덮고 있는 복막, 배꼽, 개복술 반흔, 탈장낭, 질, 자궁경부, 림프절 등과 드물게는 폐, 비장, 유방 등 다양한 부위에서 있을 수 있다.

여기에 존재하는 자궁 내막 조직은 기능성 조직과 비기능성 조직 등 두 가지가 있다. 기능성 조직인 경우에는 초경 때부터 이곳에서도 생리 기간에 맞추어 출혈이 있게 된다.

이것을 대상성 월경이라 한다. 이것은 생리주기에 일치하여 주기적으로 자궁 외의 장소에서 나타나는 출혈을 말한다.

가장 흔한 출혈의 부위는 비점막이다. 비점막과 여성 생식기 사이에 생물학적인 연관성이 있음은 난포호르몬 자극으로 비점막에 심한 반응이 나타나는 것으로 알 수 있다.

대상성 월경은 위, 장, 폐, 유선, 피부와 피부병변, 신장, 복강, 외이도, 눈, 안검부 등에서 일어날 수 있는 데 대부분의 경우 자궁내막증의 원인으로 설명된다.

☞ **진료실 Tip**

혹시 나도 자궁내막증?

혹시 나도 자궁내막증일까 의심이 될 때 스스로 알아볼 수 있는 간단한 자가 체크법이 있습니다. 가장 큰 특징은 생리 시 통증이 심하고 비정상적인 출혈 성향이 보이면 일단 의심해보는 것이 좋습니다. 이럴 때는 반드시 검진을 받도록 합니다.

02_인생의 황금기 20대 생리 이야기

월경 주기를 바꿔주세요!

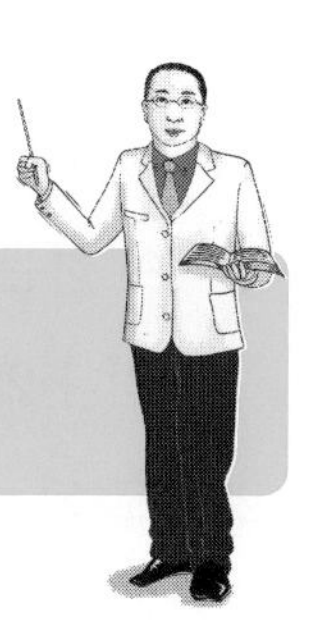

"마지막 생리일이 2월 28일이었습니다. 그 다음 생리일이 3월 23일인데 이 날이 마침 결혼식날입니다. 선생님, 생리를 연장할 수는 없을까요?"

둘 만의 사랑이 결실을 맺게 되는 결혼식 날, 마침 신부가 생리일이라면 신랑은 말할 것도 없고 신부 또한 첫날밤의 낭만을 망쳐버릴 수밖에 없을 것이다. 결혼식뿐만 아니더라도 여행이나 특별한 날일 경우 생리일을 연장시킬 수 있는 방법들을 문의해 오는 경우가 상당히 많다.

좀 더 확실하게 예정 생리일을 미루고 불규칙적인 질출혈이 동반될 수 있는 소퇴성 출혈의 원치 않는 경우를 피하려면 생리 주기 길이가 25일 이하인 경우 생리 시작일부터 21정 정제를 한 주기 동안 복용하고 난 후 중단하면 월경주기 길이를 28일 주기로 고정시킬 수 있다.

이 방법은 예정 월경을 원하는 며칠 동안 비교적 확실하게 미룰 수 있는 장점이 있으나 꼭 필요로 하지 않는 피임약을 21정 한 팩을 다 복용해야 하는 부담이 있을 수도 있다.

그러나 28일 주기로 정확한 경우도 다음 달 주기에서 똑같은 형태인 28일로 될 수 있는 확률은 12% 내외로 월경 예측은 쉽지 않다. 또 월경, 배란으로 이어지는 월경주기 내 호르몬 체인축은 복잡한 현대사회 내에서 스트레스, 약물, 음식, 질환, 영양상태, 운동 등 너무나 많은 요인의 영향을 받아서 월경주기가 당겨지거나 늦어짐, 월경의 많고 적음, 기간이 짧고 긴지, 색깔이 검은지 암적색인지, 덩어리가 만들어지는 등 여러 상황이 발생될 수 있다. 만약 결혼식 준비 등으로 신경을 많이 쓰게 되면 월경이 당겨지거나 늦춰질 수도 있다.

예정 월경일이 자신이 예측한 것보다 확실할 수만 있다면 복합경구용 피임약에 대한 금기증이 없는 경우 간편한 방법으로 매일 한 정씩 월경을 미루고 싶은 날짜까지 복용한 후 중단하는 방법이 있다.

그 외에 좀 더 확실하게 연장하고 싶은 경우에는 현시점부터 복용을 시작해 21정 한 팩을 다 복용하고 휴약 기간을 갖게 되면 예정 월경일을 피할 수 있다. 그러나 장기간의 경구용 피임약의 복용은 호르몬 균형을 깨 난소기능에 문제를 야기할 수 있으므로 최대한 적게 복용하는 것이 철칙이다.

☞ 진료실 Tip

호르몬제가 생리에 주는 영향

여성의 성호르몬인 여성호르몬에는 에스트로겐(여포호르몬)과 프로게스테론(황체호르몬)의 2종류가 있습니다.

최근에는 보다 강력한 합성호르몬제가 개발되어 에스트로겐류로는 에치닐에스트라디올(거의 모든 경구용 피임약에 여포호르몬으로서 포함) 등이 있으며, 프로게스테론류로는 게스토덴(마이보라, 미뉴렛), 데소게스트렐(머시론), 초산시프로테론(다이안느), 레보놀게스트렐(트리퀼라, 에이리스)과 같은 합성호르몬이 피임약의 주된 성분으로 같이 쓰입니다.

이들 여성호르몬의 생성은 뇌하수체의 생식선자극호르몬(고나도트로핀)에 의해 지배되며, 생식선자극호르몬에는 여포자극호르몬(FSH:Follicle Stimulating Hormone)과 황체형성호르몬(LH:Luteinizing Hormone)이 있습니다.

에스트로겐의 분비는 혈중 농도에서 보면 월경이 시작될 때는 낮고, 그 뒤 점차 증가하여 배란(월경주기의 14일 무렵) 직전에 최대가 되며, 20일 무렵에 다시 높아집니다.

한편, 프로게스테론은 배란 후 황체가 만들어짐에 따라 분비가 시작되고, 월경주기 22일 무렵에 최대의 분비를 나타냅니다. 에스트로겐의 분비에 따라 자궁점막은 증식(증식기)하는 데, 배란 후 황체가 형성되면 분비기에 들어갑니다.

프로게스테론이 황체기에 분비되면 앞서 분비된 에스트로겐에 의해 증식한 자궁내막이나 자궁경관샘으로부터 점조도(粘稠度)가 높은 물과 같은 분비물을 많이 생성시키고, 젖샘에도 작용하여 샘관의 증식을 일으킵니다.

프로게스테론에는 발열작용이 있어서 정상적인 월경주기 중의 체온을 매일 측정하면 월경주기의 중간 무렵에 약 0.6℃의 상승을 볼 수 있는 데, 이것은 배란과 상관성이 있어서 기초체온법에 프로게스테론에 의한 체온 상승변화를 이용합니다.

몸 밖에서 프로게스테론을 투여하면 자궁내막 간질의 탈락막(脫落膜) 변화가 임신 초기상태와 비슷하게 일어나고, 투여를 계속하면 다음 월경이 일어나지 않습니다. 경구용 피임약은 이런 원리로 만든 것입니다.

합성된 복합성분의 피임약은 에스트로겐과 프로게스테론이라는 여성호르몬의 원리를 이용한 방법입니다.

에스트로겐은 생리 전반부에 많이 분비되는 호르몬인데 난포를 만들 뿐 아니라 자궁내막(벽)을 두텁게 하고, 자궁점액을 맑고 투명하게 조절하는 역할을 합니다.

프로게스테론은 생리 후반부, 즉 황체기에 주로 분비되는 데 자궁내막(벽) 성장은 멈추고, 성장된 내막을 유지해 수정란의 착상을 준비하는 역할을 합니다.

그런데 프로게스테론이 분비되어야 하는 시기 이전에 프로게스테론을 공급함으로써 우리 몸의 호르몬상태가 임신상태와 비슷한 상태로 되어 뇌하수체에서 이것을 임신으로 착각하여 더 이상의 배란을 명령하지 않는 원리를 이용한 것이 복합성분의 피임약입니다.

우리 몸은 임신이 되면 태반호르몬이 분비되고 이 태반호르몬은 더 이상의 배란을 억제합니다. 이런 태반호르몬의 배란억제 기능을 이용하여 배란이 일어나야 될 시기 이전에 배란이 미리 억제됨으로써 정자와의 수정은 미리 봉쇄돼 피임을 할 수 있는 것입니다.

또, 정상적인 호르몬 분비 현상 중에 인위적으로 합성에스트로겐과 프로게스테론을 더 복용함으로써 정상적인 에스트로겐과 프로게스테론의 작용을 방해하여 임신을 방해하는 것입니다. 합성호르몬제를 투여하여 에스트로겐의 분비에 혼란이 생김으로써 자궁내막(벽) 증식에 이상이 생기고 자궁점액의 투명도도 이상이 생겨 자궁내막(벽) 증식이 불규칙해지고 자궁 점액도 혼탁해지게 됩니다.

이렇게 자궁내막(벽) 증식이 불규칙적이면 정상적인 수정란의 착상이 불가능해지며, 자궁점액의 혼탁으로 난자를 향한 정자의 움직임도 방해를 받게 됩니다. 또한 프로게스테론의 분비도 혼란을 일으켜 임신 유지에 필요한 자궁내막(벽) 유지에도 혼란이 야기됩니다. 그러므로 정상적인 임신이 불가능하게 됩니다.

따라서 합성된 복합성분의 피임약을 계속 복용하게 되면 혈중 에스트로겐, 프로게스테론의 양이 정상적인 월경주기 과정과 달라짐으로써 이 호르몬을 조절해 주는 여포자극호르몬이나 황체형성호르몬도 혼란을 겪게 됩니다. 이런 호르몬들의 혈중 농도가 뒤죽박죽 되는 것이지요. 즉 일정한 패턴을 형성하지 못하고 증가와 감소를 생리 주기 내내 불규칙적으로 반복하게 되는 것입니다.

그래서 이런 종류의 약을 장기간 복용하면 난소기능의 심각한 장애를 초래할 수 있습니다.

그날이 다가오는 게 끔찍해요!

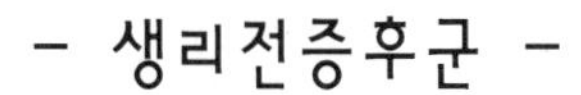

"아휴, 난 생리 때만 되면 허리가 아프고 온몸이 쑤셔."

"가슴이 답답하고 아파."

"신경질이 나고 짜증이 나."

"머리도 아프고 소화도 안 돼."

많은 여성들이 호소하는 증상들이다. 그것도 생리 전에. 그래서 이름 붙여진 것이 생리전증후군. 이러한 생리전증후군은 젊은 여성이나 중년 여성 상관없이 고른 연령층에서 나타나는 일반적인 증상들이다.

생리전증후군은 생리 주기에 따른 감정, 행동, 정신적 변화로 인하여 결혼생활, 사회생활, 그리고 가사 등에 상당한 정도의 장애를 가져올 수 있는 중요한 질환이다. 근래에는 여성의 사회적 지위가 향상되고 직업여성이 증가함에 따라 가정 및 사회에 미치는 영향도 크게 증가하고 있다.

생리전증후군에는 200여 종의 다양한 증상을 동반한다. 신체적인 증상으로는 가슴의 팽만감, 통증, 복통, 요통, 두통, 체중 증가, 부종, 변비, 여드름, 식욕과 음식 선호도의 변화, 동작의 변화 등 참으로 다양하다.

그럼, 이 생리전증후는 왜 생기는 것일까? 답은 에스트로겐, 테스토스테론, 프로게스테론이 줄면서 생기는 현상이다.

그럼, 호르몬이 줄면 왜 불쾌해질까? 호르몬도 술, 담배, 카페인처럼 중독성이기 때문이다. 따라서 호르몬이 줄면 금단현상이 나타나고 이 금단현상이 생리전증후군이다. 민감도에 따라 많이 느끼는 사람과 그렇지 않은 사람이 있는 것이다. 약간 세분화해보면 에스트로겐의 부족은 초조, 우울, 불안을 낳고, 세로토닌 수치를 낮춰 노르아드레날린까지 촉발하여 느닷없는 분노감을 느끼게 한다.

테스토스테론 금단증상은 자기 외모와 능력에 대한 불안감을, 프로게스테론의 금단증상은 사소한 일에 눈물을 쏟게 하는 특징이 있다.

한의학적으로 볼 때 이러한 생리전증후군이 나타나는 가장 큰 원인으로는 감정의 격앙이나 즐거움, 근심, 걱정 등이 지나쳐 인체 내부의 장기 기능에 영향을 주기 때문으로 본다. 즉 간(肝)에서는 혈을 저장하고 위(胃)에서는 혈을 만들어내고, 심(心)에서는 혈을 관리하는 데 감정의 격앙이나 즐거움, 근심 등이 지나치면 여성들의 생리에도 영향을 미칠 수 있다는 것이다. 일례로 격앙된 감정은 간에 영향을 주고, 지나친 즐거움은 심에 영향을 주며, 근심과 걱정은 위에 영향을 주게 된다.

이와 같이 다양한 감정들이 간, 심, 위에 영향을 주고 생리에도 영향을 주어 생리전증후군을 유발하는 것이다. 이때 영향을 미치는 행동의

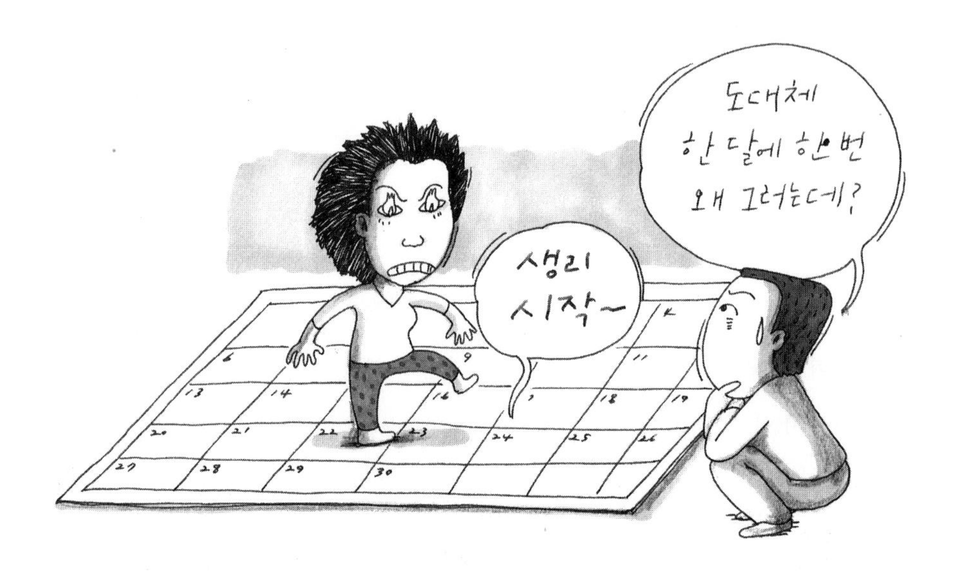

변화로는 무기력해지거나 반대로 갑작스러운 에너지 폭발과 같은 상태가 번갈아 나타나 일상생활을 잘해 나갈 수 없게 되는 경우, 또 가족에 대한 분노, 적대감, 성적 충동, 감정의 변화 등이다.

정신적 증상 또한 생리전증후군에 영향을 미칠 수 있다. 긴장, 우울, 불안, 안절부절, 신경질, 외로움, 죄책감, 무능력과 무가치함, 자살 기도, 알코올 남용, 부적절한 판단, 폭행 및 범죄, 어린이 구타 등도 일정 부분 영향을 미칠 수 있다.

의서에 의하면 "노심으로 인하여 심화(心火)가 상행(上行)하면 월경이 운행하지 않는다."라고 기록돼 있다. 항상 근심 걱정이 많아지면 마음이 울체되어 심장의 기능이 손상을 받게 된다.

☞ 진료실 Tip

생리전증후군 예방하려면…

1. 카페인은 생리전증후군을 악화시킬 수 있으므로 생리하고 2~3일 경쯤부터는 커피 등 카페인 음료를 줄이는 게 좋습니다.
2. 에스트로겐과 테스토스테론이 줄면 운동신경과 민첩성도 둔해집니다. 술을 마셔도 더 빨리 취하므로 주의해야 합니다. 에스트로겐이 갑자기 줄면 두통, 편두통의 발생도 많아집니다.
3. 생리 전에는 마음을 편안히~ 가지세요.

02_인생의 황금기 20대 생리 이야기

들쑥날쑥 종잡을 수가 없어요!

- 생리불순 -

20대 여성들의 생리통과 생리불순은 출산과 관련되어 있어 매우 조심해야 한다. 결혼 전에 꼭 고쳐야 할 사항이기도 하다. 특히 이 시기는 건강보다는 외모에 오히려 신경을 많이 쓰는 편이라 자칫 고질적인 여성질환을 앓게 될 수도 있다.

생리불순은 다이어트 이후 흔히 발생하는 것으로 무리한 다이어트는 몸 안의 체성분에 급격한 변화를 주어 난소기능을 잠기게 한다.

출산을 하게 되는 경우에는 생리통이 완화될 수도 있다. 전체적으로 몸을 풀어주고, 산후조리 시 어혈을 많이 제거할 수 있기 때문이다. 심리적으로도 여유가 있고, 임신과 출산의 과정이 건강한 방향으로 진행이 되면 이 부분은 다소 해결될 수 있다. 그러나 출산을 하게 되면 체력소모도 심하기 때문에 기초 체력을 길러야 하는 숙제를 안고 있다.

생리를 계속 하다 갑자기 멈춰버린다거나 불규칙한 미혼여성들의 경우에는 '다낭성난소증후군' 을 의심해볼 필요가 있다. 다낭성난소증후군이란 난소의 크기가 보통 여성보다 크고 난소의 가장자리를 따라 10여 개 이상의 작은 난소들이 염주 모양을 하고 있는 질환을 일컫는다.

정상적인 월경을 하는 여성의 경우에는 월경주기에 맞춰 난자를 포함한 난포가 자라다가 배란 시기가 되면 스스로 난소 바깥으로 터져 나오게 된다. 그러나 난소 껍질이 두꺼운 여성은 난소 안에 그대로 자리를 잡게 되면서 조그마한 물혹(낭종)이 자라게 된다.

이처럼 다낭성 난소가 될 경우 매달 한 번씩 일어나던 배란현상이 없어져 생리불순을 야기하게 된다. 월경이 멈춰버리거나 나와도 양이 매우 적어 임신할 수 있는 확률이 대폭 떨어진다.

아직까지 다낭성난소증후군에 대한 정확한 원인은 밝혀지지 않고 있다. 다만 만성적인 스트레스나 가족력에 따른 유전으로 추정하고 있을 뿐이다. 또 난소나 부신에 남성호르몬이나 여성호르몬을 분비하는 종양이 생겼을 경우에 발생하며, 비만일 경우에는 그 증상이 더욱 심해지는 경향이 있다. 특히 다낭성난소증후군은 여성호르몬이 감소하고 상대적으로 남성호르몬의 증가로 인해 팔다리에 털이 많고 여드름이 많아지며, 난소종양이 클 경우에는 하복부에 심한 통증을 유발하기도 한다. 또 상대적으로 여성호르몬이 적어짐으로 인해 나타나는 갱년기 증상도 있을 수 있고, 조기폐경으로도 이어질 수 있으므로 난소기능 회복을 위한 한방치료가 필요하다. 양방적으로는 다낭성을 치료하는 약이 없고, 그냥 무배란 월경을 일으키는 호르몬요법이나 임신을 원할 때 쓰는 배란촉진 정도가 전부다.

다낭성 난소 불임 이겨낸 체험담

(28세, 결혼 3년차, 조** 주부)

결혼 전, 한 번의 중절수술 경험이 있어서 임신 걱정은 전혀 없이 결혼을 했다고 하였습니다. 한 일 년 반 정도는 피임을 하고 그 후에는 임신을 하려고 여러 번 시도를 하였는 데, 월경도 안 하고 계속 소식이 없었다고 합니다. 산부인과에 가서 진찰을 해보니 다낭성 난소 증상으로 나타나 치료를 해보았는 데 배란 촉진제 외에는 별다른 치료가 없어서 한방으로 치료하고자 찾아온 경우입니다.

다낭성 난소증이란 우리가 간혹 시장에 가서 군것질하는 공갈빵과도 같습니다. 난포가 여러 개 형성되어 난자를 많이 만들려고 하나 정작 제대로 된 난자는 안 나오므로 무배란과 무월경의 증상이 나타나는 것인 데, 난소 기능장애가 있어 여성호르몬은 줄고 남성호르몬이 많아지는 현상, 양방적으로는 뚜렷한 원인과 치료법이 없기에 그냥 배란만 잘 되도록 클로미펜 등으로 배란 촉진 위주로 처치만 합니다.

난소의 기능부전으로 야기되는 이 증상은 자연의 예를 들면 최근 남산의 소나무를 보면 솔방울이 무척 많이 생긴 것을 볼 수 있는 데, 그 속을 들여다보면 솔씨는 별로 없다고 합니다. 그 이유는 공해로 인해 본능적으로 환경이 나빠짐을 알고 번식을 많이 하기 위해 솔방울을 만드는 데, 정작 중요한 씨는 부실하게 형성이 되는 것입니다. 사람도 소우주이며 자연과 돌아가는 이치는 같습니다. 자기 몸, 특히 자궁의 환경조건이 안 좋게 변하므로 난소가 반응하여 비상 상황으로 대처하게 되는 것인데, 이는 분명 하루 아침에 생기지는 않고 계속 누적되는 상황 속에서 형성이 됩니다.

물어보니 결혼 후 일 년 정도 후부터 살이 찌기 시작하여 11kg 정도 과체중이 되면서 생리통이 심해졌으며, 덩어리도 많이 나오고, 그나마 4개월 정도 후부터는 그렇게 나오던 생리도 끊어졌다는 것입니다. 진찰을 해보니 자궁도 많이 차가운 편에 속했고, 손발도 저리며 숨차고, 대하가 심해져 있었습니다.

초음파로는 5개 이상의 난포가 보였으며, 호르몬 검사로 에스트라디올(E2)이 28.48(폐경 이후 54 이하)로 나타났고, 남성호르몬인 테스토스테론이 높아져 있었습니다.

체성분 분석을 해보니 지방과다가 12.5kg으로 나와서 나태해진 식생활과 운동부족을 나무랐습니다. 다낭성 난소 증상은 마른 체형의 환자도 있지만 비만인 경우에 많이 보이는 증상으로 복부의 지방이 콜레스테롤 증가와 에스트로겐 저하에 영향을 주고 난소와 난관을 압박하여 혈행이 나빠져서 생기기 쉽습니다. 게다가 자궁이 차니 설상가상이라 볼 수가 있는 것입니다.

치료는 우선 절식법과 운동요법을 병행하면서 지방이 제거되고 자궁의 어혈이 풀리는 약을 썼습니다. 평소 좋아하던 밀가루 음식, 기름진 동물성식단, 튀긴 음식류 등을 금하고 콩단백질, 채소, 해조류, 생선류를 먹게 하고, 아침과 점심은 꼭 거르지 말도록 하며, 저녁식사는 물, 약, 토마토, 오이, 당근, 두부, 샐러드, 닭가슴살 외에는 탄수화물을 일절 금하게 하였습니다.

운동은 근육운동과 유산소운동을 병행하도록 하여 하루에 한 시간 반 정도 하고 반신욕을 2~3일에 한 번씩 하도록 하였습니다.

한 달 반 후 5kg이 빠져서 내원하였습니다. 이때부터는 난막 강화법으로 난소기능이 좋아지는 자하거와 병행하는 처방으로 약을 다시 투여하였습니다. 그리고 한 달 후 3kg이 더 빠져서 왔는데 며칠 전 안 하던 생리가 다시 시작됐다는 소식을 전해왔습니다. 초음파상으로 난포가 여러 개였던 것이 다 없어지고 정상적인 난포가 17mm로 하나 자라고 있었습니다. 이때의 에스트라디올은 67.83으로 치료 전보다 회복되어 난소기능이 좋아진 것을 확인하였습니다.

배란이 원활하게 되고, 자궁내막이 두터워지는 약을 세 번째로 두 달간 처방하였고, 기초체온을 재도록 하여 다음 배란일에 임신 시도를 해보라고 하였습니다.

그리고 그 후 내원했을 때 임신이 되었다는 말과 함께 그동안의 가슴 졸임에 눈물을 한 바가지 쏟는 것이었습니다. 다음 단계의 치료는 임신이 잘 유지되도록 안정되는 약을 썼고, 9개월 후 예쁜 딸을 출산하였습니다.

이상의 예와 같이 다낭성 난소증은 원인을 정확하게 찾아서 그 조건을 제대로 제거해 주어야 해결할 수 있는 것입니다.

월경과 하혈은 어떻게 다를까?

질 출혈이나 자궁 출혈을 통틀어 월경이라고 표현한다. 출혈은 기질적 원인으로 오는 경우와 기능성 원인으로 오는 경우가 있는 데 주기적, 반복적, 재생성 있는 질 출혈이 아닌 경우를 흔히 '하혈' 이라고 한다.

기질적 출혈은 염증이나 종양, 임신의 합병증으로 오는 경우가 많으며, 이런 경우 흔히 성관계 후 질 출혈이 있게 된다.

위의 경우에 속하지 않는 경우로는 기능성 자궁 출혈로 난소 내에서 생산되는 여성호르몬인 난포호르몬과 황체호르몬이 정상 월경 때처럼 제대로 균형을 이루지 못하고 생산되어서 자궁내막을 자극시키게 된다.

그러면 두터웠던 자궁내막이 깎여나오게 되는 데 이 현상을 황체호르몬 또는 난포호르몬 소퇴성 혹은 파탄출혈이라고 한다.

배란 전후에는 난소에서 주로 생산되는 난포호르몬과 황체호르몬의 균형이 이루어져 자궁내막의 착상을 위한 준비를 하였다가 임신 성립이 되지 않으면 두꺼워졌던 자궁 내막이 깎여나가는 쇠퇴성 출혈이 주기적으로 이루어질 때 이것을 엄격한 의미의 월경이라고 할 수 있다.

☞ **진료실 Tip**

여성호르몬인 에스트라디올 배출이 잘 되게 하는 법

1. 이소플라빈이 많은 콩류, 두부, 녹차, 석류 등을 섭취하면 좋습니다.
2. 카페인 음료가 에스트로겐을 촉진한다고 알려져 있습니다. 그러나 너무 많이 마시면 중독이 되므로 적당한 선에서 조절하도록 합니다.
3. 마사지를 받는 것도 좋은 방법 중 하나입니다.

02_인생의 황금기 20대 생리 이야기

흡연은 생리의 '적'

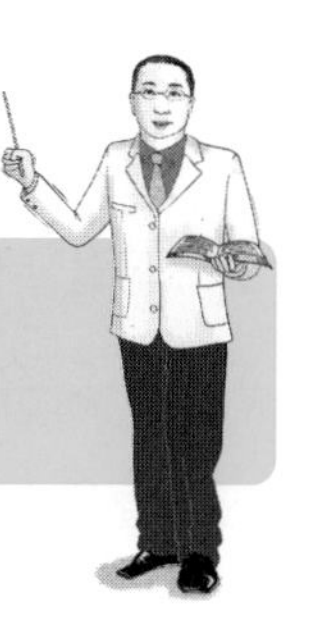

10여 년 전부터 여성의 흡연 인구가 급격하게 증가하고 있다. 남성들의 흡연은 사회적 불안정과 관련된 정서적 안정을 추구하기 위해 또는 호기심에 의해 시작을 하는 것이 대부분이다.

그러나 여성들의 흡연은 남성 흡연에 대한 반항심, 자기 확신, 사회 경험, 호기심 등에 의한 것으로 남성들과는 그 동기가 다소 다르게 출발했다. 흡연이 남녀 모두의 건강에 해롭다는 것은 익히 알고 있는 사실이지만 특히 여성들에게는 더더욱 치명적이다. 여성 흡연은 앞으로의 수정 능력과 임신, 분만, 출산, 태아에게도 많은 영향을 미친다.

임신 중의 흡연은 전치 태반, 태반 조기 박리, 조기 파막, 고혈압, 자연 유산 등을 일으키는 주요한 원인이 되고 있다. 더군다나 태아에게는 자궁 내 발육 지연, 미숙아, 주산기 사망률 증가, 기형아 출산, 소아기의 정신적 · 육체적 성장 및 발육 장애 등을 초래할 수 있기 때문이다.

외국에서 연구된 자료에 의하면 월경 시 흡연은 일산화탄소가 헤모

글로빈을 비활성화시키고, 니코틴이 혈관을 수축시킴으로써 자궁의 허혈증상을 더욱 가중시키고, 자궁근육의 산소부족으로 월경통 혹은 월경곤란증을 유발하거나 악화시킬 수 있다고 한다. 현재 흡연을 하고 있는 여성들은 약물을 복용하거나 일을 못할 정도의 월경통 위험이 증가되었고, 부정월경출혈과 빈발월경, 월경주기의 증가, 일주일 이상의 월경기, 과소월경, 불규칙한 월경주기를 증가시키는 것으로 나타났다.

특히 청소년 여성의 흡연은 세포조직이 아직 성숙과정에 있기 때문에 독성화학물질과 접촉할 경우 그 손상 정도가 더욱 커지므로 흡연으로 월경 불편감을 더욱 심하게 느끼게 된다. 국내의 한 연구에 따르면 흡연을 시작한 지 1년 이내가 월경 불편감이 가장 심하며, 약 2년이 되면 어느 정도 적응이 되어 월경 불편감이 비흡연자의 수준으로 하강하나, 3년부터는 다시 월경 불편감이 심해지기 시작한다는 연구 발표가 있었다.

지금껏 직접 흡연, 간접 흡연, 비흡연 여성들의 월경 불편감은 통계적으로 큰 차이를 나타내지는 않고 있다고 할 수 있다.

☞ **진료실 Tip**

금연에 성공하려면…

금연에 성공하는 비결은 전 인류의 숙제입니다. 왕도는 없습니다. 독한 마음과 생각을 돌리는 길밖에 없습니다. 운동과 취미생활에 몰두해 보도록 하세요.

02_인생의 황금기 20대 생리 이야기

문란한 성생활의 대가는 '치명적'

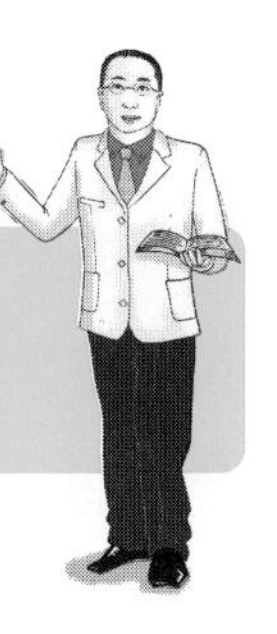

최근 성에 대한 풍조가 과거와는 너무도 달라졌다. 요즘 젊은 이들의 성 개방 풍조는 급격하게 바뀌고 있다.

물론 성 개방 풍조가 나쁘다는 것은 아니다. 하지만 그로 인해 잃게 되는 자신의 건강문제는 다시 한 번 되씹어 보아야 할 문제임에 틀림없다. 특히 여성들은 잦은 성관계로 인한 자궁질환에 항상 노출되어 있다는 것을 명심해야 한다.

여성들이 성관계를 할 때 가장 먼저 생각해 보아야 할 문제로는 성병이 있다. 성병은 성기의 접촉, 입, 항문 등을 통해 전염이 되나 사면발이 같은 성병은 속옷, 카펫, 수건 등을 통해서도 전염이 된다.

흔한 성병으로 임질, 헤르페스, 클라미디아 등이 있으며, 곤지름, 각종 질염, 사면발이 등도 있다. 성병은 자연 치유되는 경우는 없고 전염성이 강하므로 반드시 치료를 받아야만 한다.

매독

매독은 페니실린 주사로 완치가 가능하다. 매독은 1차적으로 매독균이 침투한지 10~90일 경에 침투한 곳에 피부가 허는 궤양이 생기며, 통증은 없다. 매독균이 혈액을 통해 전신으로 퍼지는 2차적 단계에서 피부발진이 없어진 후 3차적 단계까지의 잠복기는 수개월에서 수년 이상 될 수도 있다. 따라서 오랫동안 증상 없이 지내는 경우도 많이 있으나 증상 없이 진행된 매독으로 신체의 일부가 마비되거나 사망할 수도 있으므로 각별히 조심해야 한다.

임질

임질은 가장 흔한 성병이다. 임질균은 점막의 접촉을 통해 전염되는 세균으로 건조한 곳에서는 죽기 때문에 수건, 손잡이 등을 통해서는 전염이 안 된다. 남성은 성 접촉 후 2~10일의 잠복기가 지나면 소변 시에 녹색을 띤 황색고름이 나오며, 따끔거린다. 여성의 경우 소변 볼 때 따끔거리거나 고름 같은 냉이 나오기도 한다.

헤르페스

피부나 점막의 접촉을 통해 전염되며, 말초감각의 신경 줄기를 타고 척추 근처의 신경절에 자리를 잡아 1차 감염 후 재발을 일으킬 근거지를 마련한다. 1차 감염 후 잠복기간은 4~7일 정도며, 전신 무력감, 편두통 등의 전신증상이 나타난다. 감염된 피부와 점막에 수포들이 생겨 빠르게 커지며 통증이 심해진다.

➔ 곤지름

성기나 항문 주변에 닭벼슬 모양으로 번지는 사마귀이며, 바이러스가 원인이지만 치료가 잘 되는 편이다.

➔ 사면발이

몸에 기생하는 이의 일종으로 주로 음모에 기생한다. 성 접촉, 옷, 이불 등을 통해 전염된다. 증상은 심한 가려움증을 동반한다.

➔ 에이즈

천형의 성병으로 알려진 에이즈는 암보다도 무서운 것으로, 성행위는 물론 혈액 수혈, 면도기, 의료종사자의 부주의에 의해서도 걸릴 수 있어 주의하지 않으면 안 된다. 에이즈 증상은 HTLV Ⅲ이라는 바이러스에 감염된 후 적게는 6개월에서 많게는 5~8년까지의 다양한 잠복기간 후 나타나는 데 증세로는 다음과 같다.

- 급격한 체중 감소
- 밤에 잠 잘 때 땀을 흘리며 열이 난다.
- 입맛이 없고 피곤하다.
- 목, 겨드랑이 임파선이 붓는다.
- 입에 비정상적인 붉은 반점이나 흰 반점이 생긴다.
- 원인 없이 설사 증세가 있다.

☞ 진료실 Tip

성병 예방을 위해 이것만은 지키자!

오랜 연인이나 배우자가 아닌, 상대를 아직 잘 모르는 경우 성관계 시엔 꼭 콘돔을 써야 합니다. 이중 삼중도 좋습니다. 공중목욕탕에서도 성병에 걸릴 수 있지만 이런 것까지 고민하다보면 살기가 힘들어지므로 유연하게 대처하도록 하세요.

02_인생의 황금기 20대 생리 이야기

자궁에서 냉이 나와요!

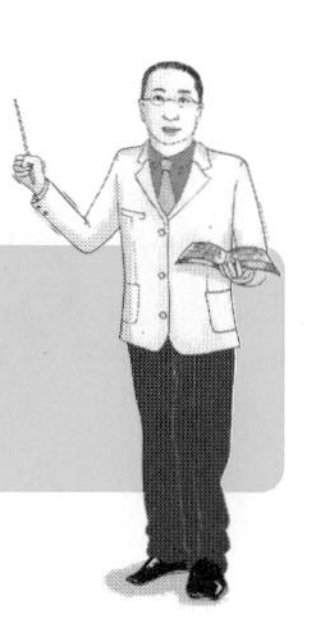

냉증은 결혼한 여성에게 많이 나타난다. 미혼여성에서는 질염증이 잘 생기지 않으나 결혼을 하다보면 임신, 출산, 성관계 등에 의해 질염이 잘 생기게 된다. 냉증은 월경의 이상, 갱년기 증상, 자궁질환, 예를 들어 자궁근종, 선종, 난소낭종 등에 의해 발현된다.

염증이나 균에 의한 냉은 그 원인을 치료해야 한다. 그렇지 않은 냉증은 전신적인 순환장애의 일종으로 보고 파악해야 한다. 한의학에서는 이것을 혈허라고 하며, 피가 차고 부족하다는 의미다.

냉증의 부위별 빈도를 보면 수족냉증 50%, 하복부 30%, 허리 10%, 무릎 8%이다. 대부분 냉증이 있는 경우 한 부위에서 나타나며, 동시에 여러 부위에서 동시에 호소하기도 한다.

냉증은 비기부족, 만성 소화불량, 설사, 장 기능 부족으로 인한 혈액순환 장애 등의 소화기 계통과 월경불순, 만성질환, 자궁 부속기관 질환, 임신 중절, 늦게 결혼하여 불임인 경우 등 생식기 계통이 냉증의 원

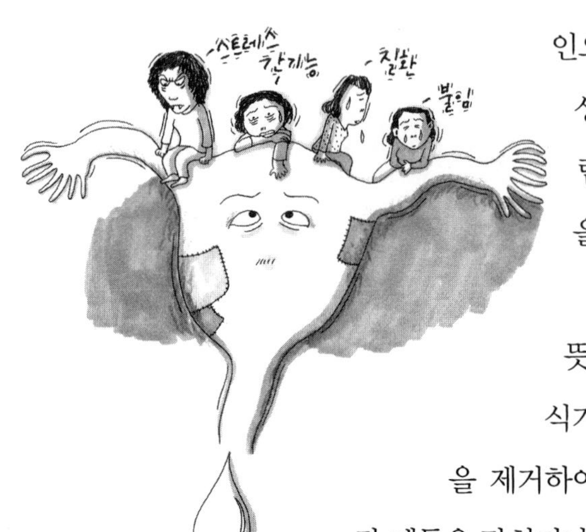

인으로 볼 수 있다. 간기울결, 간양상항 등 스트레스를 많이 받는 사람의 경우 간기능으로 인한 냉증을 앓기 쉽다.

소화기 계통의 냉증은 복부를 따뜻하게 하여 기능을 살려주며, 생식기 계통은 생식기에 남아있는 혈흔을 제거하여 원활한 월경을 해주어야 한다. 간 계통은 막히거나 쌓인 기를 풀어주어야 한다.

냉증을 예방하고 극복하기 위해서는 적극적인 생활습관이 필요하다. 조깅, 산책, 등산 등과 같은 운동을 통해 꾸준히 체력을 길러야 하고, 몸을 따뜻하게 해줄 수 있는 단백질, 지방, 탄수화물을 골고루 섭취해야 한다. 비타민과 무기질을 많이 함유한 채소를 적당히 먹는 것도 예방책의 하나다.

☞ **진료실 Tip**

냉증을 다스리는 특별 음식 있을까?

율무나, 복분자, 알로에, 쑥, 생강, 마늘 등이 냉증에 도움이 많이 되는 식품들입니다.

일상생활에서의 냉증 예방책

속옷 재질과 패션 선택

피부에 직접 닿는 속옷인 팬티스타킹, 나일론 팬티, 거들 등을 너무 오래 착용하면 통풍이 잘 되지 않아 세균 및 곰팡이 증식의 온상이 될 수 있으므로 가급적 몸에 꽉 조이지 않는 면제품을 입는 것이 좋다.

패드 착용과 선택

월경량이 과다월경에 해당되는 80cc 이상이거나 기간이 8일 이상일 경우 패드를 장시간 착용하면 질염, 방광염, 외음부에 접촉성 알레르기 피부염의 발병률이 높아질 수 있다.

외출 시에는 일회용 패드를 사용하고 휴식을 취하는 경우에는 면제품을 착용하는 것이 바람직하다. 탐폰은 깔끔하고 주의를 하지 않으면 비위생적인 문제를 피하지 못한다.

➡ 냉의 처리

냉이 많다고 해서 패드를 하게 되면 통풍이 안 돼 세균 배양의 온상이 될 수 있으므로 패드 대신 속옷 안쪽으로 거즈를 대도록 한다.

➡ 좌욕

뜨거운 물을 식혀서 대야에 넣은 후 쪼그리고 앉는 좌욕을 하거나 샤워기로 외음부만 살짝 닦도록 한다. 샤워 꼭지를 질속에 대거나 수압을 이용해서 질속을 닦는 방법, 비데 이용 등은 드물게 공기전색증을 일으켜 위험한 지경으로 만들 수 있으므로 주의해야 한다.

➡ 세정제 사용 여부

일상적으로 세정제 특히 살균효과가 있는 경우는 질속을 정상 산성으로 유지시켜 건강하게 방어기전을 갖게 하는 정상균주까지 없애기 때문에 오히려 질염 등 더 나쁜 환경을 만들 수 있다. 냄새나 색깔이 없는 냉이 많을 경우 식용식초 3~4방울을 뜨거운 물에 희석시켜 좌욕을 하면 좋다.

➡ 화장지 사용법

여성은 해부학적으로 항문, 질입구, 요도구가 가까이 있어서 항문 주위의 대장균이 질이나 요도를 통해 감염되어 비특이성의 질염, 골반염증성 질환, 방광염 등을 일으킬 수 있으므로 화장지 사용 시 항상 옆에서 뒤로 닦는 습관을 갖도록 해야 한다.

소변을 본 후 휴지로 닦는 버릇은 매우 섬세하고 예민한 음부조직이 상처나게 하여 이곳에 이차적 세균 감염을 일으킬 수 있으므로 필요할 때만 휴지를 사용하는 것이 좋다.

목욕습관

생리 기간 중에는 목욕탕이나 수영장 내에 들어가지 말고 따뜻한 물로 샤워를 하는 것이 좋다. 대중목욕탕에서 열탕, 냉탕을 번갈아 하지 말고 탕바닥에 털썩 주저앉는 경우 임질균 등 성병과 질염을 일으키는 균주에 감염될 수 있다. 특히 여자 어린이의 경우에는 질벽이 얇아 임질, 비특이성 질염이 발생될 수 있으며, 이물질이 질속에 들어갈 수도 있다.

사우나나 대중목욕탕을 이용할 경우 옷장 속에서 사면발이, 옴, 캔디다 등이 감염될 수 있으므로 청결한 장소를 선택해야 한다.

02_인생의 황금기 20대 생리 이야기

질의 고통 '질염'

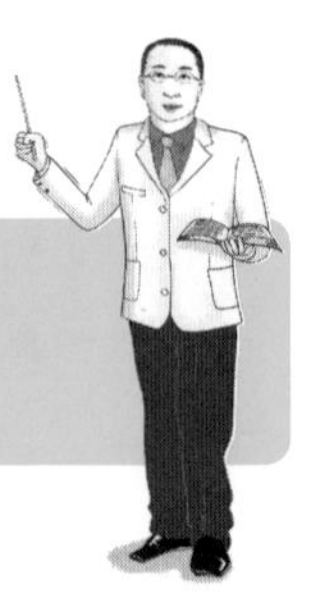

생리적인 질 내용물은 유백색의 크림처럼 보이는 액체로서 PH 3.8~4.0의 산성을 띠고 있다. 따라서 질 내용물은 병원균의 성기 침입을 방지하는 기능을 가지고 있으며, 이것을 자정작용이라고 한다.

건강한 성숙 여성의 질 점막 상피 내에는 다량의 글리코겐이 함유되어 있어서 이것을 영양으로 비병원성의 유산균인 질간균(膣桿菌)이 번식하는 데, 이때 발효로 인한 부산물로 유산이 산출되기 때문에 질내는 항상 비교적 높은 산도를 유지하고 있다.

그런데 만약 질간균이 번식하지 못하고 사멸하게 되면 질내는 정상 산도가 유지될 수 없다. 그렇게 되면 자정능력은 무너지고 외래의 병원균이 번식해서 질염 및 성기의 염증을 일으키고 아울러 병적인 대하가 나타나게 된다.

대부분의 사람들은 성기의 질염은 성생활을 통해서만 발생하고 독신녀나 소녀들에게는 발생하지 않는 것으로 알고 있다. 물론 성기의 병들은 결혼생활을 하는 사람에게 주로 발생한다. 그러나 성기의 염증은 생리적으로나 해부학적으로 성인들보다 소녀 혹은 폐경 이후 여성들에게 잘 발생한다.

성인의 경우 난소에서 생성되는 여성호르몬의 영향으로 유방 및 성기의 발육이 왕성해져서 질벽이 아주 두터워지고 질내 자정작용의 기능을 갖게 되므로 웬만큼 외부로부터 세균의 침범이 있어도 저항을 하게 된다. 반면 소녀나 노년의 경우 이 같은 기능이 없고 질벽이 얇아 균의 감염이 있으면 곧장 발병하게 된다.

해부학적으로 성기의 발육이 불충분한 시기에는 피하지방이 얇아 질구를 보호하는 기능도 불충분하다. 또 어린이들은 대변을 본 후 뒤를 닦을 때 항문에서 음부쪽으로 닦는 경우가 많은 데 이럴 경우 변이 외음부에 묻기 쉬워 세균의 오염이 있게 마련이고, 여자의 경우 질은 요도와 항문 가까이에 있으므로 특히 청결이 요구된다.

따라서 뒤를 닦을 때는 꼭 성기쪽에서 항문쪽으로 닦도록 해야 한다. 또 목욕을 할 때 거친 비누를 사용하거나 너무 몸에 달라붙는 옷이나 여름철에 땀 흡수가 잘 안 되는 종류의 하의를 입으면 외음부에 염증을 일으키기 쉽고 이로 인해 이차적으로 질염을 유발할 수 있다.

질염의 일반 증상과 종류를 살펴보면 일반 증상으로는 대하가 있고 소변을 볼 때 통증을 느끼며 성기가 가렵다.

대하의 양은 아주 많고 고름 모양이거나 점액성이다. 더러 혈액성이거나 나쁜 냄새가 나는 경우는 이물질이 질내에 있거나 근종이 있을 가능성이 높다.

질염의 종류 중 제일 많은 경우가 트리코모나스와 칸디다질염이다. 트리코모나스질염은 분비물이 녹황색을 띠며 기포를 형성하고 외음부 소양증, 발열감, 성교 시 통증이 있고, 특징적으로 자궁 점막에 딸기 모양의 발적이 일어나게 된다.

칸디다질염은 희고 경결된 분비물과 외음부 소양이 심하고 주로 습(濕)을 좋아하며 구강 내나 질 입구에 서식한다.

아동기의 임질성질염은 주로 사춘기 이전에 발생하며, 원인균은 임균이고 짙으면서 황색의 분비물이 있고 사춘기에 이르면 자연 소실된다.

비특이성질염은 사춘기 이전과 폐경기 이후 특별한 원인 없이 발생되며 분비물, 소양감, 성교통 등이 있다.

노인에게 일어날 수 있는 질염은 폐경 이후 여성호르몬 분비가 감소되면서 자궁 상피세포에 이상이 생겨 발생하고 성교통, 성교 시 출혈 등이 나타난다.

한의학적인 범주로 보면 대하의 경우에 해당되며, 주로 병적인 대하로 볼 수 있다. 병적인 대하는 대하의 발생 부위에 따라 외음대하(外陰帶下), 질대하(膣帶下), 경관대하(頸管帶下), 체부대하(體部帶下), 난관대하(卵管帶下) 등으로 분류하나 임상적으로 기능성인지 기질성인지의 감별이 중요하다.

기능성 대하는 대하의 성상(性狀)에는 변화가 없고 다만 양이 증가하여 월경 전기가 아니더라도 항상 대하가 배출되어 자각할 수 있다. 원인은 일반적으로 성기 분비물의 생성과 밀접하며, 난소의 내분비기능 장애에 기인하는 수가 많다. 자궁 후굴에 기인하는 경우 울혈성 대하도 성상에 변화없이 양만 증가한다.

기질성 대하는 일반적으로 임균, 결핵균 등에 의하여 외음부 및 질의 염증, 자궁내막실질염, 난관염, 난소염 등이 발생하거나 악성의 자궁 종양, 육종, 융모상피종 등에 기인한다.

기질성 대하는 양의 증가뿐 아니라 농성, 혈성을 나타내며, 특히 종양 등에 기인하는 대하는 악취를 풍긴다. 이런 경우 흔히 외음부가 습해져서 소양증, 작열감 등을 나타내고 심하면 미란 또는 습진을 초래하기도 한다. 이를 치료 및 예방하기 위해 사상자나 쑥을 이용한 한방 세정제와 질속에 삽입하는 한방좌약을 사용하는 것이 좋고 난소와 자궁을 보호하는 내복약을 병행한다.

또 자주 질 세척을 하지 않도록 하고 되도록 순면으로 된 속옷과 헐렁한 바지를 입도록 한다. 꼭 끼는 바지나 스타킹은 서혜부의 온도와 습도를 높여주기 때문이다. 속옷은 반드시 삶아 입도록 하고 거친 비누의 사용을 금해야 한다. 그리고 좌욕을 할 때는 온몸을 더운물에 담그고 있는 것보다는 배꼽 부위까지만 물속에 있는 것이 좋다.

한방적 원인은 대체로 습열이나 담습이 아래로 내려와 질염이 발생하는 것으로 보고 열을 식혀주며 습을 말려주고 담을 없애주는 방법으로 치료한다. 외부적 환경에 의해서 발생한 풍냉한습(風冷寒濕)의 경우는 산한제습온중(散寒除濕溫中)하는 치법을 사용한다.

질염이 정신적인 스트레스나 음식 및 습담으로 오는 경우에 있어서는 소간해울(疎肝解鬱), 청열제습(淸熱除濕)의 치법을 활용한다. 또 자궁 속에 어혈 등과 같은 병변이 생기거나 자궁근종으로 인해 질염이 발생하는 경우에는 파어소적(破瘀消積)하는 치법을 이용하여 자궁 속의 어혈을 청소해

줌으로써 질염도 치료하는 효과를 볼 수 있다.

➔ 곰팡이(진균류) 특히 캔디다 알비칸스에 의한 질병

흰색 우유 찌꺼기나 비지 모양의 잘 떨어지지 않는 조각들을 갖고 있는 냉으로 치즈 같은 달콤한 냄새를 동반한다.

➔ 외자궁경관염

자궁외경관은 편평상피로 구성되어 있어서 질염을 일으키는 트리코모나스, 캔디다, 헤르페스 심플렉스와 같이 발생되어 이 균주들이 나타내는 같은 질염 증상을 보이는 데 캔디다 감염의 외자궁경관염인 경우 캔디다 질염 시와 같이 특징적인 치즈 냄새가 섞인 단내를 동반하게 된다.

➔ 트리코모나스질염

엷은 녹색을 띤 거품성으로 가끔 물처럼 쏟아지는 냉과 가끔 악취가 난다. 전형적인 증상은 월경이 끝난 직후 현저한데 많은 양, 거품, 생선 썩는 냄새의 질 분비물이 약 1/3에서 보인다. 일부에서는 국소동통, 배뇨통, 성교통, 하복부 둔통을 호소하고 때로는 가려움증이 주증상으로 발현될 수 있다.

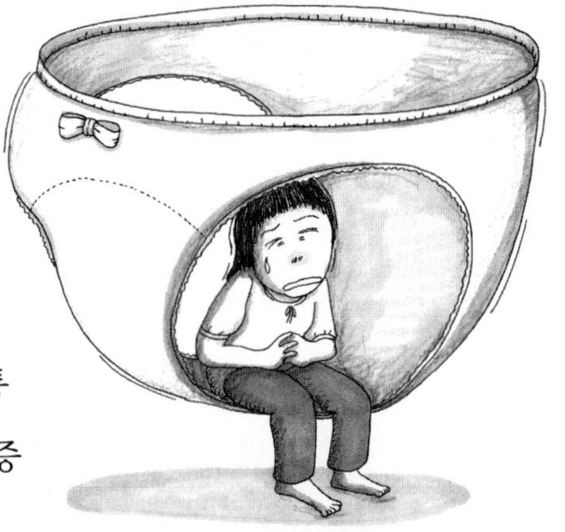

비특이성질염

냉이 많아지면서 악취가 심하게 나지만 그다지 가렵지는 않다. 보통 포도상구균 감염 시는 냄새가 없고 냉의 양도 적으나 하복부가 불편하다. 혐기성 박테리아 감염은 악취, 황색, 다갈색의 냉이 있으며, 양도 많아져 불편해진다. 특히 분만, 유산, 임신 중절, 자궁경관과 질내 수술 후 거즈 등을 넣어 오래 방치하는 경우 생선 썩는 악취가 있을 수 있다. 또 사춘기 전 유아기에서 질내 이물질 삽입을 모르고 방치하는 경우에도 생선 썩는 악취가 있을 수 있다.

가드네레라 감염

질 분비물의 양이 적고 회색, 충혈, 생선 냄새가 있으나 가려움증은 없다.

급성 자궁경관염

자궁 경관 점막을 덮은 상피는 얇고 분비선이 많이 분포되어 있어서 특히 분만, 임신중절 후나 자궁 경관 내부가 밖으로 뒤집힌 경우, 경관 폴립(용종)으로 경관이 확장되거나 자궁이 밑으로 처지는 하수, 탈이 있을 때 임질, 포도상구균, 연쇄상구균, 화농균, 대장균, 클라미디아 같은 곰팡이 등이 침입되는 경우에서 누런 화농성 및 피가 섞인 질 분비물, 하복부 불쾌감, 통증, 요통, 배뇨증, 방광염이 발생될 수 있다.

누런 빛깔은 요주의! 황대하증

대하를 흔히 '냉'이라고 하는 데 자연적으로 생리현상에 따라 분비되기도 하지만 몸에 이상이 생겨 병적으로 분비되는 경우도 있다. 대하의 양이 과다하게 많거나 탁하면서 심한 악취를 풍긴다면 병적 대하이므로 원인에 따른 치료를 해주어야 한다.

대하증은 세균에 의한 감염이 주원인이다. 이러한 세균성은 원인을 제거하면 완치되며, 여성 자체의 호르몬 불균형으로 나타난다. 일반적으로 여성 생식기로부터 나오는 분비물을 보통 대하라고 한다. 분비물이 약간 흐른다고 해서 모두 병적인 것은 아니다. 다만 양이 많을 때나 누런 빛깔을 보일 때에는 적신호라고 할 수 있다.

또 생식기에 임균, 화농균, 결핵균, 트리코모나스, 칸디다 등의 균에 의해 염증이 발생하여 나오는 염증성 삼출액 같은 분비물과 함께 나오게 되면 양도 많고 빛깔도 좋지 않으며 심한 악취까지 난다.

대하증은 세균에 감염되는 것 외에도 분비물의 양이 많아지는 경우가 있는 데 호르몬이 균형을 잃어 분비물이 과다하게 흐르는 것이다. 또 종양이 생겼을 경우에도 냉이 나오게 되는 데 약성으로 진행이 되는 경우에는 분비물이 혈성을 띠게 되며 악취를 동반하게 된다.

위생 관념이 부족하거나 방법을 알고 있으면서도 실천을 하지 않는 경우 종종 발병할 수 있다. 항상 질 주위를 깨끗이 씻어 청결을 유지해야 한다.

☞ **진료실 Tip**

대하증 개선하는 조리법

1. 쑥과 냉이, 달래를 많이 먹어주는 것이 좋습니다.
2. 접시꽃을 말려 가루로 먹어도 아주 좋습니다.
3. 구절초, 생강, 대추도 특효.

탐폰쇼크증후군을 아세요?

생리 기간 동안 탐폰을 사용하는 여성들이 늘고 있다. 탐폰은 몸에 꽉 끼는 패션의 의복을 입는 경우나 수영 등을 할 때 사용되나 월경 출혈량에 따라 통상 3~6시간마다 바꿔주어야 한다. 그러나 매우 드물게 생길 수 있는 탐폰쇼크증후군이 알려진 이후로 탐폰을 기피하는 사례도 늘어나고 있다.

탐폰쇼크증후군은 피로, 발열, 피부 발진 등이 포함되어 있는 데 생리혈의 흡수력이 높은 탐폰이 질 안에서 세균의 이상 번식을 일으켜 이때 생긴 세균독소가 혈액 속으로 흡수되어 위험해질 수 있는 독성 쇼크 상태를 야기시킬 수 있기 때문이다.

그러나 탐폰을 질내에 그냥 방치하거나 질 밖으로 나오는 끈을 잃어버려 질 속에 빠진 경우 불쾌한 냄새가 나는 냉을 갖는 비특이성 질염을 일으킬 수는 있으나 지체 없이 치료를 하면 특별한 문제는 되지 않는다.

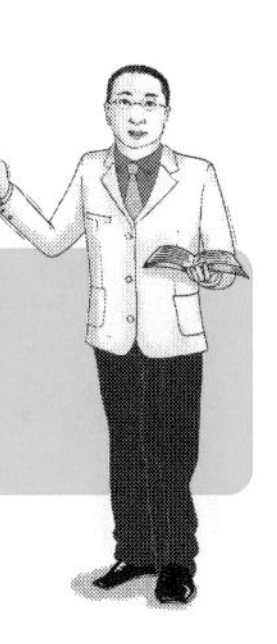

피임…세상 밖으로 드러내다

최근 우리나라도 성문화가 과거에 비해 많이 개방되었고, 그로 인해 남녀 간의 성관계도 매우 자유로워졌다. 그러나 많은 여성들이 매우 궁금해 하면서도 공개적으로 이야기를 꺼려하는 것 중의 하나가 바로 피임이다.

더군다나 피임에 실패하고 원치 않는 임신을 하게 되는 경우에는 신체적, 정신적 고통이 여성에게 돌아가는 현실 속에서 남성의 도움 없이 가능한 피임법을 사용하는 것이 최선의 방법이다. 많은 여성들이 알고 있는 피임법으로는 다음과 같은 것들이 있다.

먹는 피임약

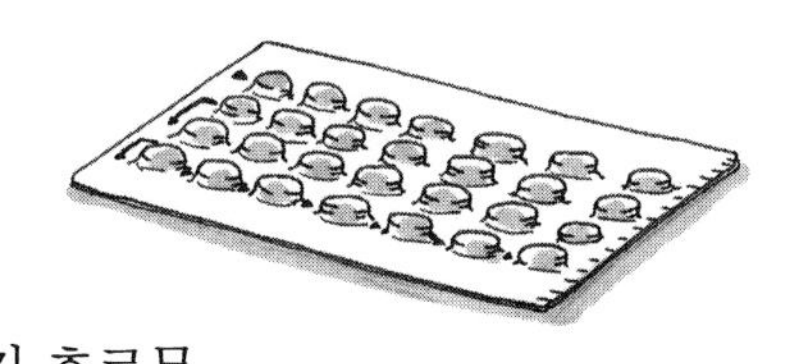

가장 흔히 쓰이는 먹는 피임약은 여성의 몸 안에서 생리 및 임신을 가능케 하는 에스트로겐과 프로게스테론의 두 가지 호르몬

을 함유한 약으로 여성의 배란과 생리를 조절함으로써 임신 실패율이 매우 낮은 방법이다.

먹는 피임약은 생리 첫날부터 매일 1정씩 21일간 복용하고 7일간 복용하지 않는 방법이다. 먹는 피임약은 약국에서 쉽게 구입할 수 있다. 그러나 장기 복용 시 난소기능장애를 유발할 수 있으니 주의하자.

➔ 콘돔

젊은 층에서 많이 사용하고 있는 콘돔은 간편하고 효율적인 방법이지만 피임 실패율이 15%나 되므로 매우 주의를 요하는 방법이다. 특히 콘돔은 남성의 성기가 발기되어 삽입하기 전에 착용해야 하는 등 사용법에 특히 유의해야 피임효과를 볼 수 있다.

➔ 자연주기법

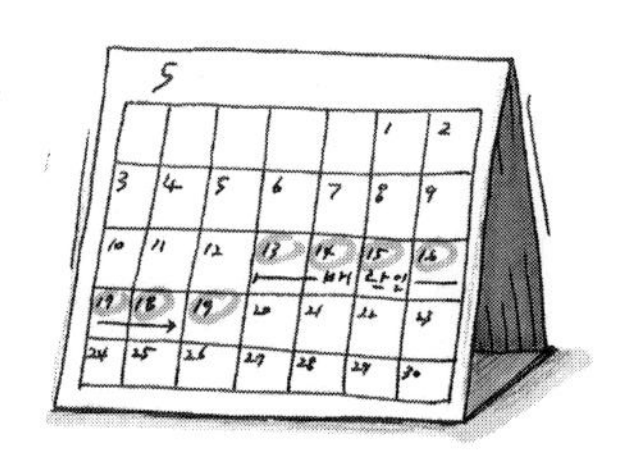

여성의 생리주기를 이용한 피임방법이다. 임신이 가능한 시기, 즉 배란기에 성관계를 피함으로써 피임을 하는 방법이다. 여성과 남성이 함께 생식 가능한 시기를 알아내는 방법을 사용한다면 그들은 서로에 대해, 그들의 생식력에 대해 그리고 그들의 성적 특성에 대해 보다 깊이 존중할 수 있다. 효과적으로 이 방법을 이용하기 위해서는 자신들의 생식력에 대한 책임감을 공유함으로써 친밀감을 느끼게 된다고 한다.

➔ 자궁 내 장치

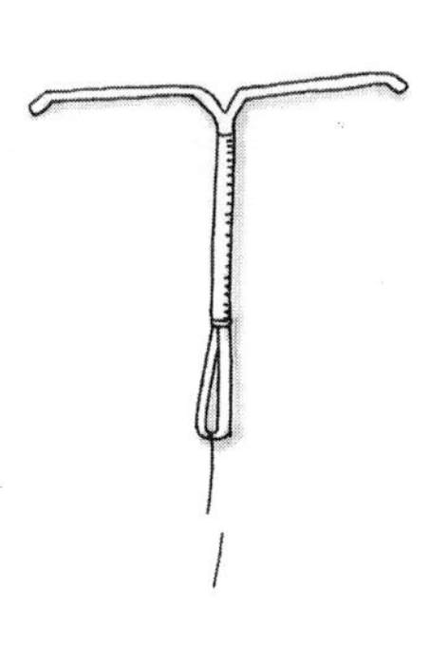

구리가 감긴 작은 기구로서 흔히 루프라고 불리며, 이 기구를 여성의 자궁 안에 넣어서 수정란이 착상되는 것을 막는 피임법이다. 보통 월경이 끝난 직후에 산부인과에서 장치시술을 받는 것이 좋으며, 이 장치가 제대로 놓여 있는지 최소한 6개월에 한 번씩 체크를 받는 것이 좋다.

이 장치를 한 번 시술하면 약 5년간 효과가 지속되며, 가족계획 시 터울 조절이나 장기간 피임을 원하는 경우에 사용하는 것이 좋다.

그러나 이 자궁내 장치도 자궁내막에 상처를 내거나 염증을 유발할 수 있으므로 되도록 피하는 것이 좋다.

요즘은 특히 피부 밑에 3년 정도 유효기간인 피임약 패치를 시술하는 경우도 있는 데, 이 또한 난소기능장애를 고착화할 수 있으니 주의해야 한다.

피임약에 대한 진실

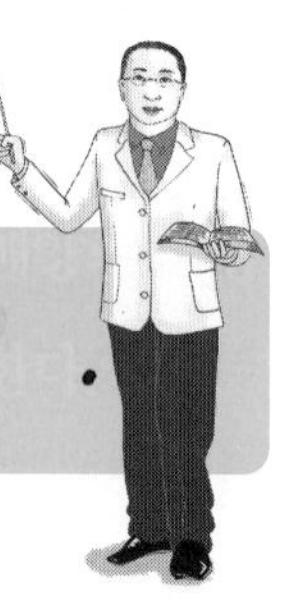

Q 먹는 피임약을 복용하면 불임이 되는지?

A 장기 복용 시에는 난소기능의 약화를 초래할 수 있으므로 주의해야 한다. 먹는 피임약을 복용하는 여성들 중에는 복용하던 약을 멈춘 후 배란이 잘 되지 않는 경우도 있고, 복용 중단 직후 뜻하지 않게 임신하게 되는 경우도 있다. 이렇듯 먹는 피임약은 매우 가역적인 피임법이다. 임신을 하기로 결정했다면 먹는 피임약을 복용하든, 복용하지 않든지 간에 임신에 최적인 나이는 같다.

피임약의 복용 여부에 관계없이 여성들은 나이가 들어감에 따라 가임능력은 점점 떨어지게 되며, 30대 중반 이후에는 그 속도가 점점 빨라져 가족계획 시 이 점을 고려해야 한다.

Q 먹는 피임약을 복용하면 기형아를 낳는다는데...

A 임신 전 먹는 피임약을 복용하게 되면 태아에게 나쁜 영향을 끼친

다는 것은 근거가 약한 이야기다. 특히 피임약의 호르몬 성분은 몸에 오래 축적되지 않고 복용하는 동안에만 작용을 나타낸다.
그러나 합성호르몬제는 간에서 분해가 잘 되지 못하고 환경호르몬 역할을 하기 때문에 주의를 해야 한다.

Q 피임약을 먹으면 체중이 늘어나는지?

A 과거에는 호르몬 함량이 높은 피임약을 복용했을 경우 수분 저류에 의해서, 또는 식욕의 증가로 인해 체중이 증가하는 경우가 종종 있었다. 그러나 요즘의 피임약은 호르몬 저함량으로 체중변화에는 영향이 적으나, 사람마다 체질마다 호르몬에 반응하는 것이 다르므로 장기간 복용하는 경우에는 늘 수도 있으니 조심해야 한다.

Q 먹는 피임약을 먹으면 여드름이나 기미가 생기는지?

A 과거에 사용하던 일부의 피임약에는 여드름을 악화시키는 경우도 종종 있었으나 현재의 저함량 피임약에서는 많이 줄어든 현상이다. 또 최근에 출시되고 있는 삼상성 피임약은 에스트로겐과 프로게스테론 성분의 비율을 여성의 호르몬 주기에 맞춰 여드름을 상당히 감소시키는 것으로 나타났다. 그러나 정상적인 호르몬 균형을 인위적으로 조절하는 것이니 아무래도 영향을 주는 것은 사실이다.
반대인 경우도 있는데, 특정 성분의 피임약은 여드름이나 얼굴에 체모가 많은 여성들에게 치료를 목적으로 사용되기도 한다.

Q 먹는 피임약을 복용할 때 정기적인 휴약을 해야 하는지?

A 먹는 피임약은 실제로 4주 중 3주 동안만 복용하게 되므로 인체가 휴식할 수 있는 기간이 생긴다. 건강상의 위험한 인자가 없는 비흡연 여성이 저함량 피임약을 복용할 경우 기간에 상관없다는 것이 정설이다. 그러나 앞서 말했듯이 장기복용은 난소기능에 영향을 줄 수 있으므로 피하는 것이 좋다.

Q 피임약을 먹으면 생리통이 완화되는지?

A 피임을 해야 할 경우 경구피임제제를 복용하면 90% 정도에서 증상이 완화된다. 미혼이거나 경구피임제제의 금기증이 있는 경우 피임제제만으로 생리통이 완화되지 않는 경우에는 진통제를 복용할 수 있다.
그러나 아스피린 제제에 과민성이나 소화성 궤양 또는 위장관 장애가 있는 여성은 사용을 금하거나 극도의 주의를 필요로 한다.
월경에 대한 전조증상이 있거나 하복부의 불편함이 느껴질 경우에는 2~3일간 복용하면 매우 효과적이다. 월경통을 앓고 있는 50~70%의 여성들이 진통제의 효험을 느끼고 있는 것으로 알려져 있다.

임신 중절 수술 후 월경이 멈췄어요!

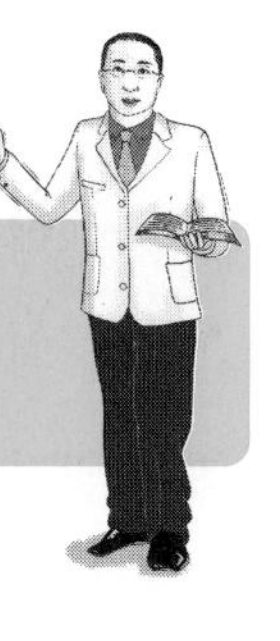

임신 중절 수술 후 이르면 2주 후부터 배란이 다시 시작될 수 있으며, 임신도 가능할 수 있다. 물론 인공 임신 중절 시 임신주수에 따라 그리고 주위환경과 받은 스트레스 등에 의해 임신 중절 후 배란성 여부가 포함된 새로운 월경 개시일에 차이가 있을 수 있다. 그러나 임신 3개월 이전에서 이루어진 중절 수술의 경우 임신 중절 주기에서 무배란성 주기가 의심되는 월경 주기 길이 이상을 포함하여 월경 주기 내 이상이 올 수 있는 가능성은 약 30% 내외의 정도다.

또 월경, 배란으로 이어지는 월경 주기 내 호르몬 체인축은 복잡한 현대사회 내에서 스트레스, 약물, 음식, 질환, 영양상태, 운동 등 너무나 많은 요인들의 영향을 받는다. 월경 주기 내 내용들인 월경 주기 길이, 기간, 양, 색깔, 상태 등이 변화를 받아서 월경 주기가 앞당겨지거나 늦어지고, 월경의 많고 적음, 기간이 길던지 짧아지던지, 색깔이 검던지 암적색이던지, 덩어리가 만들어지는 등 여러 상황이 발생될 수 있다.

임신이나 임신 중절 자체가 하나의 스트레스가 되어서 월경 주기 내 상황에 영향을 미칠 수 있다. 임신 전 월경 주기 길이로 성호르몬축이 복원케 되며, 임신 전 최근 평균 월경 주기가 길이 편차 범위 내에서 새롭게 월경 개시되면서 이후에도 이 범주 내에서 예측이 가능할 수 있으나 만일 전혀 다른 환경의 성호르몬축이 조성되는 경우 임신 중절 후 월경 주기 길이 차이가 심해질 수 있다.

그래서 무배란성 주기가 와서 한 달 건너뛸 수도 있으나 배란이 되어 곧바로 임신이 될 수 있으므로 성관계 시는 반드시 콘돔 등의 다른 피임 방법을 같이 사용해야 한다.

바람직한 경우는 임신 중절 후 새로운 월경이 개시한 다음부터 철저한 피임계획을 세워 성관계를 시작하는 것이 좋다. 음경의 분비물에는 소량의 정액이 포함되어 있으며, 질 가까운 부위에 사정하면 정액이 질 안에 들어갈 수 있기 때문에 주의해야 한다.

또 약간의 정액이라도 여성의 외부 생식기에 묻게 되면 정자가 질 내에 들어갈 수 있어서 임신이 될 수 있다.

02_인생의 황금기 20대 생리 이야기

임신 중절 후의 합병증

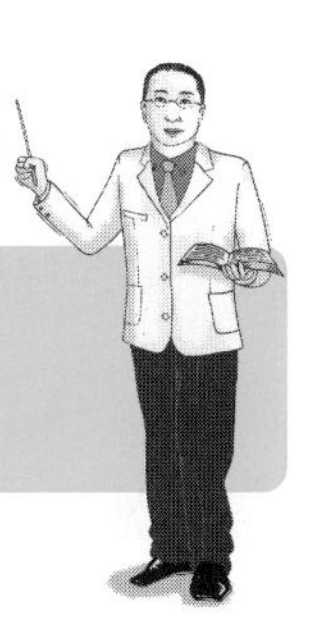

인공 임신 중절은 자궁 내강을 직접 들여다보지 않고 하는 위험한 시술이므로 항상 합병증과 다음 임신에 나쁜 영향을 미칠 수 있다. 임신 중절의 횟수가 많아질수록 자연히 임신 중절의 합병증에 노출될 기회가 많아질 수밖에 없다.

임신 중절은 만삭 임신 후 산욕기에서와 똑같은 정도로 주의를 해야 한다. 횟수가 많아질수록 수술 후 자궁 출혈량이 많아질 수 있다. 질을 통한 수술 시 발생하는 합병증으로는 자궁 천공, 자궁 경부 출혈, 감염증, 패혈증, 태아 또는 태반조직의 불완전 제거가 생길 수 있으며, 수술 후에도 자궁 경관 무력증이나 자궁 내막 유착증이 발생될 수 있다.

인공유산이 다음 번 임신에 미치는 영향으로 임신 중기의 자연유산, 조산, 지체증아의 위험성 증가가 있다. 또 다음 임신을 원할 때 난관폐쇄, 복강내 유착으로 불임증과 자궁경관 무력증, 자궁 내막 유착증으로 습관성 유산이 생길 수 있다. 특히 자궁 내막 손상으로 태반 착상이 잘

못되어 유착태반, 전치태반이 생기는 등 인공유산은 나중에까지 나쁜 영향을 미칠 수 있다. 이외에도 내막이 박리되어 얇아져 생리양이 줄어들고, 착상력의 저하까지 초래할 수 있다.

임신 중절은 다음 임신에 대한 불안감, 죄책감, 우울증, 수치감 등의 정신적 후유증과 신체적 합병증을 경험하게 되므로 임신을 원치 않으면 반드시 철저한 피임 방법을 알고 있어야 한다.

임신 중절 후 피임법

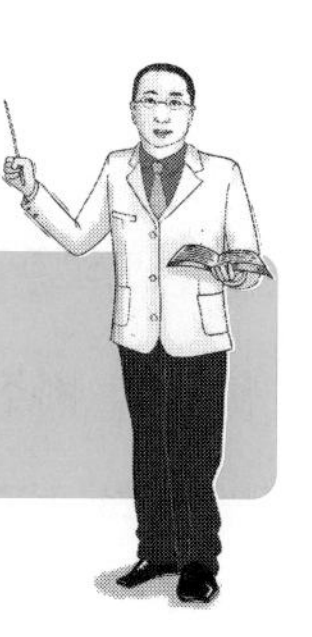

흔히들 월경이 시작된 며칠 동안은 임신이 안 된다는 생각을 한다. 그러나 이러한 생각은 피임에 실패할 확률을 매우 높게 만든다. 대부분 알고 있는 자연주기법을 이용하면 임신을 할 수 있다는 각오가 있어야 할 것이다.

임신을 원하는 여성들을 대상으로 분석한 결과에 의하면 배란기의 예측이 어려워 임신의 문이 열리는 배란 가능 기간이 월경주기 10~17일 사이에 있는 경우가 30% 정도밖에 안 되는 것으로 알려져 있다. 따라서 아주 정확한 월경 주기의 6~21일 사이에서 어떤 특정한 날에 배란이 될 수 있는 가능성은 10%, 반대로 다가오는 예정 월경 시작일이 임신 가능일이 될 수 있는 확률도 16% 정도 되는 등 일부에서는 월경 주기 내내 임신 성립이 가능하지 않은 날은 거의 없음을 보여주고 있다.

배란이란 난자가 난포로부터 빠져나오는 물리적 작용을 말하는 데 배란의 확실한 증거는 임신이 되거나 난관 혹은 자궁강 내의 난자를 직접 확인하는 방법밖에 없다. 따라서 배란을 예측하는 가장 신뢰성 있는 방법으로는 황체와 호르몬의 폭발적 상승치를 발견하는 것이다. 이것은 난자가 커진 다음 잘 무르익게 하는 작용을 하게끔 한다.

그러나 이러한 방법은 매 주기마다 피임을 위하여 이용하기에는 너무 번거롭고 경비가 소요될 수 있으므로 현실적으로 어려움이 따를 수 있다.

자신이 비교적 경제적으로 이용할 수 있는 방법으로는 배란점액을 체크하는 것이다. 여성의 월경 주기 내 배란 전 갑자기 맑은 자궁경관 분비물이 많아지면서 점도가 높아져 10cm 이상 늘어나는 것은 혈중 에스트라디올치가 급격히 높아져 일어나는 현상으로 대략 배란 36시간 전 쯤에서 발생된다고 한다.

그래서 피임 목적으로 배란 시점 예측의 신뢰도를 높이기 위해서는 월경 주기법, 자궁경관 점액법 등을 동시에 응용하는 것이 바람직하다.

다가오는 월경 주기의 상황을 더 정확하게 예측하기 위해서는 평균 월경 주기 길이 및 규칙성 정도를 알아야 한다. 그러려면 매달 월경 주기, 길이, 양, 색깔, 월경상태 등의 정보를 정확하게 기록하였다가 이용하는 습관을 기르도록 해야 한다.

02_인생의 황금기 20대 생리 이야기

임신 중절과 불임… 그들의 악연

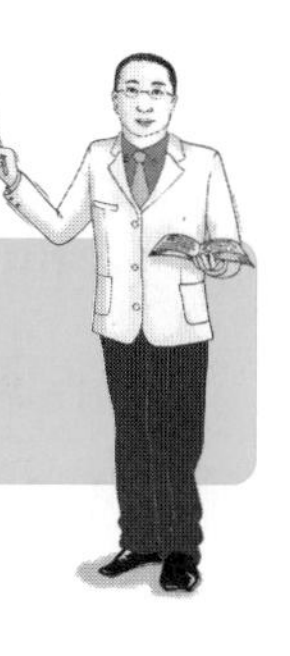

20대의 여성들은 피임에 관해 많은 걱정을 하지만 반대로 임신 성립은 생각처럼 쉬운 일이 아니다. 수정과 착상에 의한 임신 과정 내에는 여러 단계의 정밀하고 흉내낼 수 없는 비밀이 숨어 있으므로 배란에 연관된 문제 이외에도 여러 과정이 완전한 임신 성립에 관여하고 있다. 많은 불임의 원인이 있겠지만 20대의 경우에는 스트레스에서 벗어나서 자연스러운 부부관계로 임신 성립을 몇 달 정도 기다려 보는 것도 좋다.

교과서적으로 임신 중절, 자연유산 등이 포함된 임신력이 있으면서 정상적인 부부관계에도 불구하고 일 년 이내에 임신 성립이 되지 않는 경우를 이차성 불임증이라고 한다. 임신 중절 등의 원인으로 불임이 되는 경우에는 아무 이유를 발견하지 못하는 원발성 불임증인 경우에서보다 임신 성립에 대한 예후가 훨씬 더 좋을 수 있다. 그러나 중절 수술 시의 자궁내막 손상과 박리는 임신 시도 시 수정란의 착상에 지장을 주게 되므로 불가피하게 수술을 한 경우 한방적인 어혈 제거와 내막의 재생

회복을 돕는 약으로 회복해야 한다. 이 과정이 2차성 불임을 막는 데 많은 도움이 된다.

배란일에 단 한 차례의 성관계로 임신이 될 수 있는 가능성은 35% 가량이며, 1회 배란주기에서 6회 성관계 시 최소 28%, 12회 성관계는 최대 45%까지 될 수 있다. 젊은 가임 여성의 배란성 주기 내에서 정자가 정상인 경우 난자의 7%에서는 수정이 되지 않으며, 5%에서는 난자가 난관 진입에 실패한다고 한다.

매 월경 주기마다 임신 가능성은 25% 내외이거나 매달 임신 확률이 누적되므로 정상적인 성관계로 1년 내의 임신 가능성은 85~90% 정도다.

자연적인 수태 능률은 25세 여성에서 27% 정도 되고 남성과 여성은 24세에서 임신 능력이 최대이며, 24세 이후부터 매 5년이 경과할수록 수정가능 기간은 두 배 정도 길어지고 35세 이상이 되면 수정능력이 뚜렷이 감소한다.

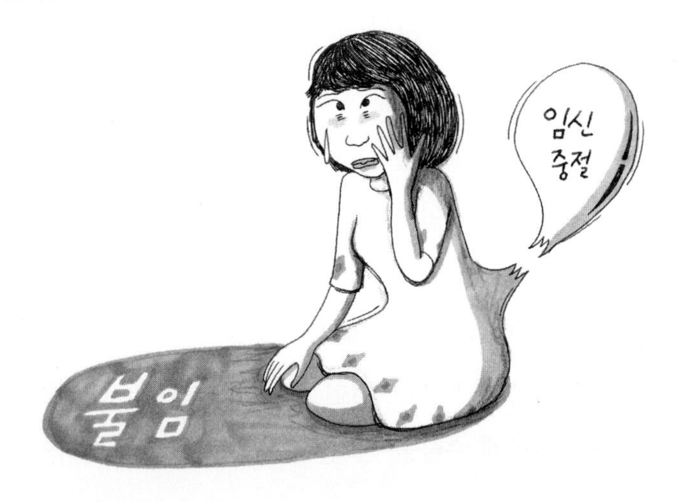

중절 수술 후유증이 부른 불임 "극복할 수 있습니다!"

중절 수술 후유증으로 불임이 된 경우는 임상에서 자주 볼 수 있습니다. 허**(28세)의 경우는 결혼 초에 바로 임신을 하였으나 경제적인 상황이 아이를 키우기 힘들어 중절수술을 하였습니다.

그 뒤에도 피임을 잘하지 못해 3번 더 중절수술을 하게 됐습니다. 시간이 흘러 어느 정도 경제적인 상황이 개선되어 이제는 임신을 하려 시도하였는데 임신이 잘 되지 않다가 우연찮게 한 번 되었는데 그나마 2개월 반 만에 자연유산이 되고 말았습니다.

그 후 생리통이 심해지고 대하가 많으며, 덩어리도 많이 나오고 수척해졌습니다. 얼굴은 창백해지고, 어지럼증이 나날이 심해갔습니다. 요통과 하복통도 수시로 나타나 잠을 설칠 때가 많았다고 했습니다. 중절 수술 한 것을 뼈저리게 후회한다면서 병원을 찾은 경우였습니다. 산부인과 진단 시 내막이 4mm로 얇아진 상태였다고 합니다.

이렇듯 우리 주위에는 임신 중절 수술로 많은 사람들이 아이를 갖지 못하고 있습니다. 한순간의 선택이 두고두고 인생의 걸림돌이 되는 셈입니다.

항상 강조하는 말이지만 불가피하게 중절수술을 해야 하는 경우에는 수술이 끝난 다음 수술 시에 생긴 상처, 손상된 내막조직을 회복시키기 위해 자궁의 어혈을 풀고, 내막 조직을 재생시키며, 기혈의 순조로운 흐름을 위한 조치를 반드시 취해야 합니다. 그래야만 이런 후유증으로 불임에 이르지 않을 수 있기 때문입니다.

심지어 수술 시에 발생한 내막 조각편이 난관의 유착을 일으켜서 난관유착, 폐색을 유발한다든지, 자궁내막증, 난소낭종, 골반염 등을 유발한다든지 하여 심각한 합병증을 야기하기도 합니다.

이 환자의 경우는 우선 자궁의 내벽에 난 상처 후유증을 치료하고 어혈을 풀어주며 자궁을 따뜻하게 해서 혈행을 도와주는 약과 또 난소의 기능을 좋게 하여 난자의 상태가 최상이 되도록 하는 한약을 2개월 간 투약하였습니다.

여기에다 자궁 내막이 튼튼해지고 두터워져 착상력이 좋아지도록 자하거요법을 3개월간 병행하며, 근력운동과 반신욕으로 체력도 상승시킨 결과 내막이 9mm로 회복되어 총 5개월 치료 후 임신에 성공하였습니다.

이런 경우에는 임신에 성공한 후에도 유산이 되지 않게 태가 안정되고, 자궁이 튼튼해지는 약을 틈틈이 써서 임신 상태가 좋게 유지되도록 하는 것도 중요합니다. 물론 이 환자의 경우에도 이런 과정을 거쳐 건강한 여아를 순산하였습니다.

"여성에게 있어 20대는
젊음 하나로 빛이 나는 시기입니다.
무한한 가능성이 열려 있는
인생의 황금기입니다.
정갈한 몸과 마음으로
밝은 미래의 주역이 되기를
소망합니다."

Part. 3

한의사 아빠가 딸에게 들려주는

생리 콕! 불임 뚝!
자궁의 일생

성숙한 30대

생리 이야기

– 불임을 이기자 –

03_성숙한 30대 생리 이야기

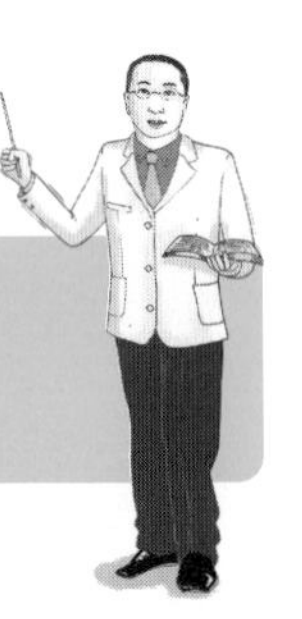

불임은 치료될 수 있다!

결혼을 한 지 7년이 된 P씨에게 가장 큰 고민은 바로 아이를 갖는 것이다. 아이를 갖기 위해 할 수 있는 방법은 다해 보았지만 모두 다 실패하고 말았다.

근래에 들어 불임으로 고통 받고 있는 부부들이 점차 증가하고 있는 추세다. 결혼 후 임신율은 부부의 연령, 결혼 기간, 성교 횟수 등에 의해 결정되는 데, 우리나라에서는 가임기 여성의 약 10~15% 정도가 불임으로 이러한 비율은 지속적으로 증가하고 있다.

불임은 여러 요인에 따른 결과로 식습관의 변화, 환경오염, 성 문란 등의 요인과 맞물려 있다. 또 여성의 임신이 가장 잘 되는 연령을 24세로 보았을 때 5년 경과 시 임신에 걸리는 기간이 2배이고, 35~44세에서 30%가 불임이라는 것을 고려한다면 여성들의 사회활동으로 인한 결혼연령 증가도 간과할 수 없는 문제점이다.

불임 치료를 위해서 먼저 여성들은 자신의 생리 상태에 대하여 많은 관심을 가지고 있어야 한다. 생리 주기, 기간, 양, 덩어리 유무, 통증, 색, 형태 등에서 계속된 변화가 있는 경우 등 월경 불순에 대한 주의가 필요하다. 이는 성 생리 주기와 호르몬 분비기능을 정상으로 조절하여 임신의 가능성을 높이는 것이고, 그 외 체질, 체력, 식생활 습관, 직업, 환경 및 내분비 관계 등을 종합적으로 조절하여 건강상태를 향상시키는 전신요법을 시행한다.

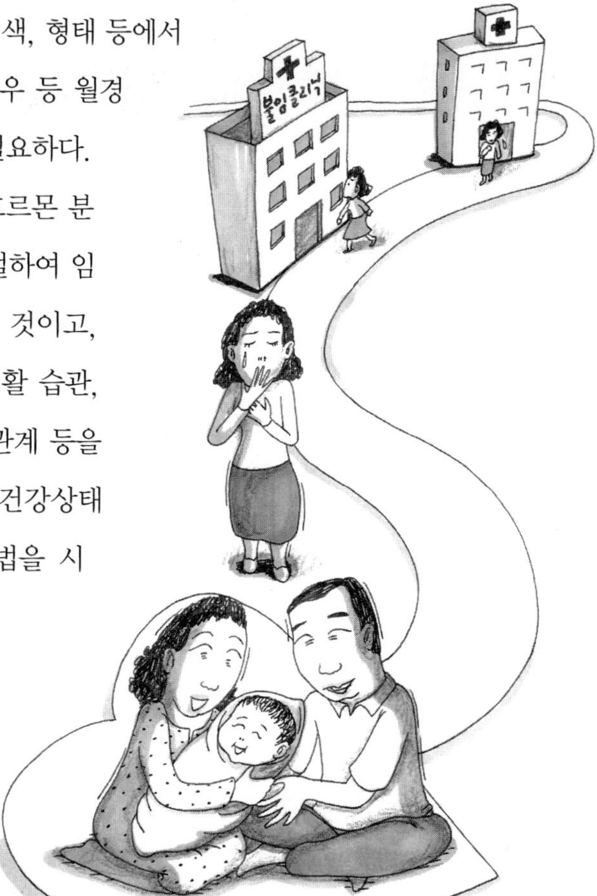

젊은 여성들의 흡연은 간대사를 활성화시켜 여성호르몬을 감소시키므로 불임의 원인이 되기도 한다. 또한 스트레스는 생식기 주변의 혈류장애를 일으키고 자율신경계와 내분비계에도 영향을 미쳐서 불안정한 호르몬 분비를 유발하게 되므로 적절한 취미생활을 통한 자신만의 방법으로 반드시 해소해야 한다.

03_성숙한 30대 생리 이야기

불임의 원인은 남녀 각각 50%

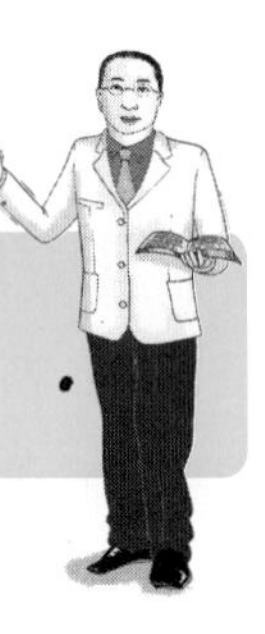

요즘은 불임의 원인이 남녀 반반이라 해서 남성에 의한 원인이 약 40%, 양측 원인이 10%, 원인불명이 10%, 여성에 의한 원인이 약 40% 정도로 보고 있다.

그러나 임상에서 보면 원인불명의 기능성 불임이 훨씬 많고, 그 원인도 여성에게 더 많이 나타나는 것도 사실이다.

그렇더라도 옛날같이 무조건 아이가 안 생기면 여자들만 그 죄를 뒤집어쓰고 소박당하는 억울함은 남성들의 편견임에 틀림없다.

그래서 요즘은 전체 불임의 원인 중 특별한 이상이 발견되지 않는 경우가 약 40% 정도인 것으로 나타나고 있다.

[남성불임의 원인]

- 정자수가 적거나 무정자증인 경우
- 정자의 활동성이 떨어져 있는 경우

• 정자가 기형인 경우

이렇듯 남성 불임의 주범은 정자가 쥐고 있다고 해도 과언이 아니다. 따라서 평소 내 몸의 정자를 건강하게 만드는 방법을 알아두는 것이 불임뿐 아니라 남성 전반의 건강을 향상시키는 데도 도움이 될 것이다.

건강한 정자 만들기 비결

금연

흡연은 위에서 언급한 정상 정자의 4가지 기준을 전체적으로 떨어뜨리는 결과를 가져온다. 특히 담배는 DNA를 파괴하고 비정상적인 정자, 즉 머리가 두 개이거나 꼬리가 없는 정자의 수를 증가시킨다.

적절한 체중을 유지

비만인 남자는 테스토스테론을 에스트로겐으로 변화시키는 데, 미국의 가임건강협회의 립슐츠 박사는 "이것은 정자들의 건강에 전혀 도움을 주지 않는다."고 강조한다. 또한 비만은 정자의 건강뿐 아니라 페니스를 몸 속으로 파묻히게 하고 호흡도 가쁘게 해 성생활에도 전혀 도움이 되지 않는다. 복부비만은 지방간, 당뇨, 고혈압과 패키지로 따라다니면서 발기력을 현저하게 떨어뜨린다. 거식증과 폭식증 같은 섭식장애는 임신에 지장을 준다.

음주량을 줄여라

과도한 음주는 정자의 질과 양을 감소시킨다. 그러나 어느 정도의 양이 과도한지는 정확히 알려져 있지 않다. 그러나 음주가 정자를 여성에게로 이동시키는 데 필요한 발기 기능에 장애를 일으키는 것만은 확실하다.

➔ 고환에 열이 가해지는 것을 피하라

정자는 차가운 곳을 좋아한다. 고온에서 죽기 쉽기 때문이다. 이는 정자를 만드는 고환이 몸 밖으로 나와 있는 이유이기도 하다. 뜨거운 물에 목욕을 하거나 과도한 사우나, 꽉 끼는 바지나 내의를 착용하는 것은 당신의 정자를 죽이는 행동이다.

➔ 스트레스에 적절히 대처하라

불임의 5~10%는 여성이나 남성쪽이 과도한 스트레스를 받고 있는 경우다. 적절한 스트레스 해소법으로 당신의 정자들이 자유롭게 활동하고 진군할 수 있게 도와주라.

➔ 운동을 열심히 하라

달리고 또 달리면 좋은 일이 생긴다. 운동은 신체적 스트레스를 풀어주고 생식력을 증대시킬 수 있다. 특히 근력운동은 성호르몬의 증대를 유발하므로 남녀 공히 가장 좋은 방법이다. 웨이트트레이닝을 스트레칭과 더불어 열심히 하고, 유산소운동으로 마무리하자.

➔ 정액(정자)을 삼키는 것을 피하라

정액을 삼키면 신체의 면역 체계가 반응, 정자에 대한 항체를 생성할 가능성이 있다. 그렇게 만들어진 항체는 남성의 신체, 혹은 여성의 신체에서 정자를 공격하여 죽여버릴 수 있다. 아직 명확히 증명되진 않았으나 가능성이 높아 활발한 연구가 이뤄지고 있는 부분이다.

➔ 성병에 걸리지 않도록 하라

콘돔을 사용한다거나 성적 파트너의 수를 줄임으로써 클라미디아나 임질 같은 성병에 걸리지 않도록 주의한다.

➧ 화학약품과 살충제에 장기간 노출되는 것을 피하라

많은 화학약품들이 정자의 생산을 감소시키고 이상 정자를 생산하는 것으로 알려져 있다. 살충제, 강력 접착제, 살균 세정제 등이 주의해야 할 화학약품이다. 그러나 이 같은 이유를 들어 살충제로 바퀴벌레를 잡지 않고, 접착제로 부서진 의자를 고치지 않으며 오직 '정자' 만을 아끼는 남자로 산다면 '아빠 될 자격' 이 없는 사람이 될 수도 있으니 주의하자.

➧ 해산물, 채소와 과일, 견과류를 섭취하자

채소와 과일을 비롯해 호두, 개암, 밤 등의 가염되지 않고 굽지 않은 견과류는 모두 항산화제를 가지고 있어 환경 독소를 해독하는 작용을 한다. 굴, 조개, 해삼, 멍게, 미역, 다시마, 김 등은 정자를 매우 힘있고, 건강하게 만들며 숫자도 엄청나게 증진시킨다.

이밖에도 근육을 만들기 위해서 사용되는 아나볼릭 스테로이드도 정자의 생산을 감소시킨다. 특히 스테로이드 사용이 중단된 후까지 불임이 지속될 수 있으니 이용을 피하는 것이 좋다. 요즘엔 탈모 치료제로 사용하는 호르몬제도 주의해야 한다.

[여성불임의 원인]

- 난소에 문제가 있어 배란이 잘 안 되는 경우
- 배란이 되더라도 그 질이 별로 좋지 않은 경우
- 어떤 이유로 정자가 자궁 입구를 통해 안쪽으로 들어가지 못하는 경우

- 수정란이 되었다 하더라도 자궁 안에서 제대로 착상되지 못하는 경우
- 수정란이 간신히 착상은 했으나 자궁에서 자라지 못하고 유산되는 경우
- 면역학적으로 여성의 몸이 정자를 받아들일 수 없는 상황이거나 공격하는 경우
- 여성의 몸이 이 모든 상황을 제때에 타이밍을 맞추며 조절하지 못하는 경우

이럴 때 난자의 배출이 잘 안 되면 난자를 억지로 크게 만들거나 혹은 과배란으로 배란이 잘 되게 하면 해결될 것 같지만 사람 몸은 기계와 분명 다르다. 유기적인 기능으로 살아있다. 특히 호르몬 조절 계통은 길항적으로 작동되므로 자칫 섣불리 호르몬 치료를 하다가는 인체 스스로 호르몬 체계를 조절하는 기능이 혼란스러워지는 경우도 종종 있다.

따라서 항상 전체적인 관점에서 여성의 임신과 수태능력을 조절할 필요가 있다. 한의학에서는 호르몬제제를 사용하지 않으면서 임신, 수태능력을 인체 스스로가 회복하도록 하는 뛰어난 치료법이 있다.

☞ **진료실 Tip**

난막 강화요법, 난소 회경법 등으로 불임과 조기폐경을 치료하여 정상적인 배란, 생리, 임신으로 만들 수 있다. – Himiz –

03_성숙한 30대 생리 이야기

불임을 치료하려면 자궁을 따뜻하게~

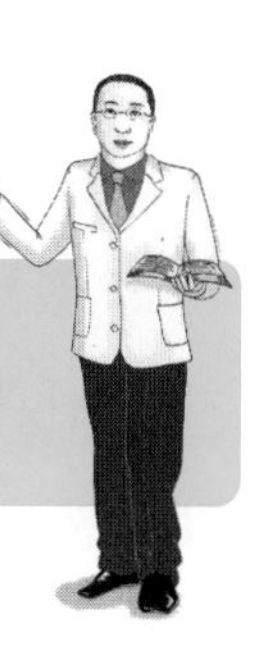

"자궁이 차군요."

한의원에서 불임 치료를 받아보려고 했던 사람은 한 번쯤은 들어본 말일 것이다.

예부터 아랫배가 차면 애기가 잘 안 생긴다는 말이 전해져 내려오고 있다. 몇 년 전 국내 한방병원 부인과학교실에서 '하복부 냉증과 불임과의 연관성' 에 대한 연구가 있었는 데 전해내려오는 말 그대로 아랫배가 찬 여성들은 배란장애와 불임을 가진 여성들이 많은 것으로 입증됐다.

겨울에는 땅이 얼어붙고 딱딱하고 물도 얼어붙어 씨앗이 잘 자라지 않는다. 그것이 자연의 이치다. 동양적 사고에서 보면 우리 인체는 자연의 일부이며, 자연의 법칙을 따라 움직이는 소우주다. 모든 생명의 움틈은 봄처럼 따스한 기운이 있을 때 가능하다. 그것은 우리 몸에서도 마찬가지다.

자궁이 차다는 표현은 씨앗이 담겨질 땅에 대한 표현이다. 자궁이 씨앗을 담고 키우는 역할을 하는 데 중요한 환경은 하복부 환경이며, 나아가 몸 전체의 환경이 중요하다. 하복부가 냉하면 그 안에 담겨져 있는 자궁, 난관, 난소로의 기(氣)와 혈(血)의 순환이 방해를 받는다. 그렇게 되면 각 기관이나 조직에서의 신진대사가 저하된다. 결과적으로 호르몬의 생산과 분비도 저해를 받고 그로 인해 호르몬 분비의 불균형이 초래되기도 하는 것이다.

이런 경우 호르몬 불균형을 초래한 환경을 생각지 않고 단지 해당호르몬이나 안티호르몬을 외부에서 집어넣는 치료는 그저 눈에 보이는 결함만을 손대는 것에 불과한 경우가 많다. 보다 큰 환경을 보는 것이 필요하다.

방안에서 물이 얼면 버너로 물을 녹이는 일이 필요할 수도 있겠지만

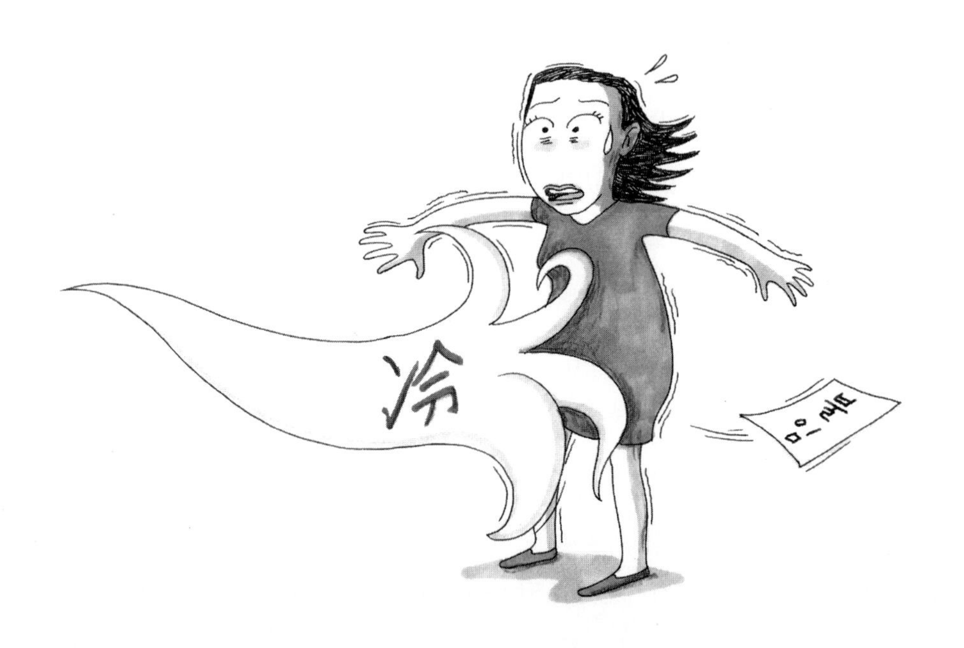

보다 근본적으로 단열재를 보강하고 보일러를 설치해서 물이 얼지 않는 환경을 만들어주는 것이 필요하다.

사실 자궁이 차다는 것은 원인을 표현한 말은 아니다. 원인이라기보다는 현상을 두고 하는 말이다. 자궁을 차게 만드는 체내 환경적 요인은 다양하게 존재할 수 있다. 한기에 자주 노출되어 그럴 수도 있고, 신양 또는 원양이 부족해서 그럴 수도 있다. 간기가 울체되어 그럴 수도 있고 비기가 부족하여 체내에 습담이 많이 적체된 것이 원인이 되기도 한다.

또 여성들의 경우 근력운동을 소홀히 해 체내 근육량이 적어지면 자궁근층의 위축도 동반하여 자궁체의 혈관이 위축되므로 혈행량이 줄어 내막이 얇아지며 자궁이 차가워지는 성향도 있다.

☞ 진료실 Tip

자궁이 찰 때 이렇게 해보세요!

1. 미니스커트, 청바지 NO!

요즘 유행하는 미니스커트로 멋을 내다가는 더욱 악화된다. 꼭 불임환자가 아니더라도 모든 여성들은 몸을 따뜻하게 감싸는 것이 자궁을 위해서는 필수라고 생각해야 된다. 겨울철에는 가급적 차가운 청바지도 피하고 모나 면으로 된 의복을 입는 것이 좋다.

2. 쑥차, 대추차, 홍삼 좋아요!

음식에서도 차가운 음료는 절대 금한다. 맥주, 아이스크림, 청량음료 등은 모두 요주의 식품들이다. 이런 식품은 가급적 줄이고 그 대신 쑥차, 대추차, 생강차, 석류음료, 홍삼 등을 즐겨 먹는 것이 좋다. 복부 비만인 경우 밀가루음식, 칼로리가 높은 동물성 육류, 피자, 햄버거, 튀김 음식 등은 금하는 것이 좋다. 그 대신 해삼, 멍게, 생선류, 해조류 등 해물류를 많이 먹는 것이 좋다.

3. 반신욕도 권장!

요즘은 예전의 구들장은 찾아보기 어렵고, 전반적인 난방이라 편해지기는 했지만 집에서 언제라도 몸을 데워줄 수 있는 방법을 찾자면 반신욕이 좋다. 간혹 찜질방에 가는 것도 괜찮다.

4. 운동을 항상 해야~

자궁이 차서 걱정이라면 반드시 운동을 통해 혈행을 좋게 하는 것이 최상이라는 사실을 기억하자. 수영은 여성에게 별로 좋은 종목이 아니다. 하체를 차갑게 할 우려가 있기 때문이다. 특히 근육운동은 필수임을 명심하자.

03_성숙한 30대 생리 이야기

불임 치료는 인체의 기능 회복이 '중요'

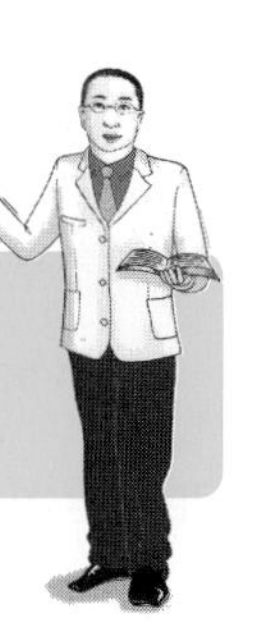

불임에 대한 한방적인 치료 원리는 최대한 우리 인체의 자연적인 회복기능을 이용하는 것이다.

한방에서는 불임을 자궁이나 난소 등 단순한 생식기 이상으로 보지 않는다. 전신적인 원인을 찾기 위해 노력하고 인체가 건강을 회복하게 되면 임신은 그 다음 자연스러운 과정이라는 것이 한방의 기본 개념이다.

우리 인체는 스스로 치유능력을 가지고 있다. 한방은 이런 치유능력을 최대한 도와주고 방해물을 제거하는 것이 치료의 기본 원리다.

그러므로 급성적인 질환이나 기질적으로 돌이킬 수 없을 만큼의 변화가 생긴 경우에는 양방의 도움을 받는 것이 좋다.

하지만 만성적으로 재발하는 질병이나 기능에 이상이 있는 경우 양방적으로는 그 원인을 밝힐 수 없는 경우가 많은 데 이럴 때 한방적인 시각으로 보고 치료를 하면 높은 치료효과를 볼 수 있다.

물론 때로는 한방과 양방의 협진이 필요한 경우도 있다. 대표적으로 시험관 아기의 예를 들 수 있다. 시험관 아기의 경우 상대적으로 낮은 착상률로 인해 환자가 한약을 복용하고자 하는 경우가 많다.

양방의 경우 불임 치료 시 배란에 포인트가 있어 클로미펜이나 고나도트로핀류의 배란 촉진제를 주로 쓰는 데, 이 약들은 에스트로겐과 반대의 성향이라 난소에 무리를 주고 내막을 약화시키는 후폭풍이 있다. 또, 내막의 착상에는 프로게스테론제제만 있어 정작 마지막 착상단계에서 별 도움이 되지 못한다. 그래서 인공수정이나 시험관을 몇 번씩 반복 실패하는 경우가 많다. 이럴 때 내막의 착상력만 좋게 해주는 난막 강화법을 써도 임신율이 3배 이상 높아지는 것이다.

양방에서는 약물로 인하여 내분비의 변화가 일어나는 것을 경계하여 한약의 복용을 좋아하지 않는 경향이 있다. 그러나 난소기능을 강화하는 한약들을 투여하면 배란 및 착상에 많은 도움을 줄 수 있다. 또한 자궁근종이나 자궁내막증은 원인을 알 수 없고, 재발하기 쉬운 질병인데 이런 경우 양방적인 수술요법 등의 시행 후에 재발방지를 위하여 한약 투여를 하면 효과가 탁월하다.

결론적으로 불임은 기질적 의학에만 의존하여 치료하는 것이 아니라 기능적인 부분까지도 치료해야 성공적인 것이다. 당사자인 부부가 서로 바람직한 임신 환경을 만들 수 있도록 먼저 부부간에 위로하고 배려해 주는 마음과 규칙적인 생활, 적절한 운동, 다양한 영양섭취 등을 습관화하고 스트레스, 피로, 지나친 성관계, 술, 담배, 편식, 꽉 조이는 복장 등을 피한다면 간절히 바라던 임신으로 새로운 가정의 행복을 찾을 수 있다.

☞ 진료실 Tip

불임을 막는 난막 강화요법이란?

➔ 운동도 훌륭한 치료법

대부분의 불임여성들은 운동을 무척 게을리 합니다. 평생 돈 안 들이고 관리할 수 있는 방법인 데도 생소하게 받아들입니다. 불임 여성 중 비만인 경우 운동을 하면 살도 빠지고 몸도 좋아지며, 임신 확률도 크게 높일 수 있습니다.

마른 사람도 근력운동을 통해 더 탄력 있고 따뜻한 몸으로 바꿀 수 있습니다. 여성이 근력운동을 하면 남자와 달리 호르몬 때문에 근육이 불거지지 않습니다. 오히려 근육운동과정에서 성호르몬의 분비가 많아져 생식기의 회복과 강화에 도움이 됩니다. 스트레칭-근육운동-유산소운동의 순서로 해주는 것이 가장 효과적입니다.

➔ 태반성분인 경구용 자하거 음용

이 방법은 난소나 자궁의 기능을 빠른 시간에 회복하고 강화시켜줍니다. 마시는 방법이 편리하고 간을 통한 흡수로 내분비계통에 효과가 좋습니다.

➔ 식사법도 중요

만약 비만하다면 저녁 식사는 하지 않는 것이 좋습니다. 그 후 정상을 회복하거나 마른 사람들은 단백질과 채소, 해물 위주의 식단을 권합니다. 생선과 해조류는 남녀 불문하고 생식기의 기능 회복과 강화에 무척 도움이 됩니다. 특히 아들을 원한다면 굴을 비롯한 어패류와 미역, 다시마 등을 더 많이 복용하는 것이 도움이 됩니다.

➔ 궁소보태탕으로 난소와 자궁 내막을 튼튼히~

☞ 진료실에서 만난 사람들

인공수정과 시험관 아기도 연이어 실패…
기능성 불임 이겨낸 체험담

고**, 33세, 주부

33세의 6년차 주부 고00 씨는 평소 몸이 차고 생리통이 심하여 고생한 경우였습니다. 설상가상 임신도 잘 안 되어서 산부인과병원을 찾았는 데, 난관의 유착이 심하여 수술로 유착을 제거해야 한다고 하였답니다.

그러나 수술을 한 후에도 정상적인 임신이 곤란하다는 진단을 받고, 인공수정을 세 차례 시도하였습니다. 그러나 착상과 임신 유지에 실패하고는 다시 시험관 아기를 권유받아 시도하였는데, 이 또한 실패하고 말았습니다.

남편이 장남이라 시댁에서도 아이를 많이 기다리고, 친정에서도 딸이 하나여서 얼른 외손주를 보고자 기다리는 데 너무 속상하다며 내원한 경우였습니다.

많은 불임 환자분들이 산부인과에서 별다른 이상소견을 발견하지 못하고, 그냥 다 좋다는 데 임신이 안 된다고 합니다. 이런 경우를 기능성 불임이라 합니다. 수정란이 자궁내막의 두께나 착상력 저하로 인해 임신 성립이 되지 않는 경우가 대부분입니다.

이런 기능성 불임의 경우 양방에서는 그냥 시술반복만 합니다. 이는 운이 좋으면 걸려라 하는 식이므로 오히려 몸만 상하게 하는 결과를 초래하기 쉽습니다. 또 과배란을 하면서 인공수정과 시험관요법을 하게 되면 난소의 노화가 빨라지고, 배란 촉진제 호르몬의 영향으로 자궁내막은 더욱 더 얇아지게 되므로 착상과는 거리가 멀어지게 되는 상태를 초래하기도 합니다.

이런 경우 호르몬 검사를 해보면 대개가 프로게스테론의 수치 저하가 나타나며, 난막 강화요법 후 다시 체크해보면 수치가 상승하면서 실제 내막의 두께도 두터워지는 결과를 나타냅니다. 그러면서 내막의 점성도가 증가하여 수정란의 착상률이 몰라보게 좋아지는 경우를 자주 보게 됩니다. 시험관 시술을 하더라도 꼭 이러한 과정을 중요하게 여기고, 그냥 시간만 보낼 것이 아니라 치료 후에 내막이라도 강화시킨 후에 임신을 시도하는 것이 보다 효과적일 것입니다.

이 환자의 경우에는 자궁벽이 튼실해지고, 부드럽고, 따뜻하게 해주는 약과 난포가 잘 자랄 수 있는 탕약을 두 달 정도 써서 개선시켰습니다. 또 착상이 견고히 되게 난막 강화요법을 2개월 반 정도 하였는 데 다행히 그 다음 시험관 아기는 성공적인 결과로 나타났습니다.

☞ 진료실 Tip

배란유도와 과배란유도의 문제점

배란유도란 배란되지 않은 환자에게 배란이 되도록 약물을 투여하는 방법입니다. 이에 비하여 과배란유도란 배란 유무에 관계없이 다수의 성숙한 난자를 얻기 위해 약물을 투여하는 방법입니다. 과배란유도를 하면 다음과 같은 3 종류의 난소반응을 볼 수 있습니다.

1. 과반응(high response)
2. 적정 반응(intermediate response)
3. 불량 반응(poor response)

난소반응이 임상적으로 중요한 이유는 대체적으로 불량반응일수록 혈중 에스트라디올 농도가 낮고 채취되는 난자의 수가 적으며, 따라서 임신율도 낮기 때문입니다. 과배란유도에서 과반응이란 다음과 같은 경우를 말합니다.

▶ HMG/FSH를 이용하여 과배란유도한 후 HCG 투여 당일의 혈중 에스트라디올 농도가 600pg/ml 이상일 때

▶ GnRH 유사체를 이용하여 과배란유도한 후 HCG 투여 당일의 에스트라디올 농도가 2000pg/ml 이상일 때

대체적으로 과반응은 다음과 같은 특징을 나타냅니다.

1. 난자의 채취 수는 많다.
2. 그러나 수정률이 낮고 착상률도 낮다.
3. 만약 임신이 된다 하여도 초기에 유산율이 높다.
4. 난소과자극 증후군의 위험성이 높다.
5. 과반응은 흔히 다낭성 난소 증후군 환자에서 잘 나타난다.

불량 반응이란 다음과 같은 경우를 말합니다.

1. 과배란유도 후 HCG 투여 당일의 혈중 에스트라디올 농도가 300pg/ml 미만일 때
2. 채취된 난자의 수가 3개 이하일 때
3. 난포 성장을 위해 투여하여야 하는 HMG의 용량이 너무 많을 때
4. 부적절한 시기에 LH 분비 폭발이 나타날 때

과배란유도에서 불량반응을 보이는 환자는 대개 난포(follicle)의 재고가 고갈되어 머지않은 시기에 난소 기능의 정지가 예측되는 환자들로서 다음과 같은 경우에 흔히 볼 수 있습니다.

1. 나이가 40세 이상일 때
2. 난소의 부분 절제술을 받았을 때
3. 젊은 연령이지만 난소가 조기 노화의 과정을 밟을 때

과배란유도를 하는 도중에 다음과 같은 상황이 발견되면 과배란유도를 취소하여야 합니다.
1. 5일간 성선자극호르몬을 투여하였으나 혈중 에스트라디올 농도가 100pg/ml 이하일 때
2. 2일 연속 에스트라디올치가 감소할 때
3. HCG 투여 다음날 아침 에스트라디올치가 20~30% 감소할 때
4. 우성 난포가 한 개일 때

흔히 임상에서 과배란유도에 사용되는 약제는 다음과 같습니다.
1. HMG
2. 순수 FSH(Pure FSH)
3. GnRH 유사체(agonist)

GnRH 유사체를 투여하면 다음과 같은 두 가지의 생리현상을 관찰할 수 있습니다.

1. 제 1단계에 나타나는 생리현상은 FSH 및 LH가 대량으로 분비되는 '섬광효과(flare-up effect)'이다.
2. 제 2단계로 나타나는 생리현상은 수용체의 '하향조절(down regulation)'에 의하여 FSH 및 LH 분비가 급격히 감소하는 현상이다.

GnRH 유사체의 합병증은 다음과 같습니다.
1. 난소낭종이 생길 수 있는데 장기 투여법에서 23%, 단기 투여법에서 10% 발생한다.
2. 난소과자극 증후군

GnRH 유사체의 부작용은 다음과 같습니다.
1. 사지의 감각이상
2. 무력감
3. 편두통

그러므로 원인적인 접근으로 난소기능을 살리고 배란 능력이 좋아지는 난막 강화법을 쓰는 것이 훨씬 유리합니다.

03_성숙한 30대 생리 이야기

입덧이 너무 심해요! 임신오저

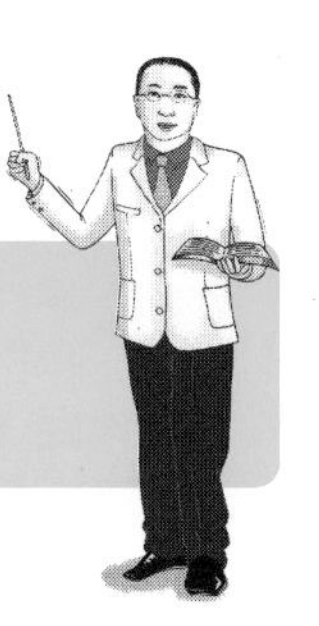

임신으로 인해 입덧이 유난히 심해 병원에 입원하는 임신부들이 적지 않은 편이다. 출산도 하기 전에 입덧으로 인해 마음고생을 해야 하는 임신부들에게는 이중고를 겪게 되는 것이다.

임신 중 입덧이 심한 병을 '임신 오저' 라고 한다. 임신 중독증의 전조현상으로 일반적으로 임신 2~3개월의 시기가 되면 나타나는 증상이다. 대부분의 임신부에게 어느 정도 차이는 있으나 오심, 구토, 정신불안, 위장장애, 어지러움 등의 증상이 나타나게 된다. 이와 같은 증후군을 입덧이라 하며, 증세가 가벼운 경우 치료하지 않아도 일정기간 경과하면 자연 소실된다.

임신을 한 지 대략 6주부터 시작하여 보통 12주 정도 지나면 입덧 증상은 차차 가벼워지면서 자연스럽게 없어지지만 증상이 심한 사람은 훨씬 오랫동안 고통을 받는 경우도 종종 있다.

이러한 증상이 심할 경우에는 공복 시뿐만 아니라 하루종일 입덧을

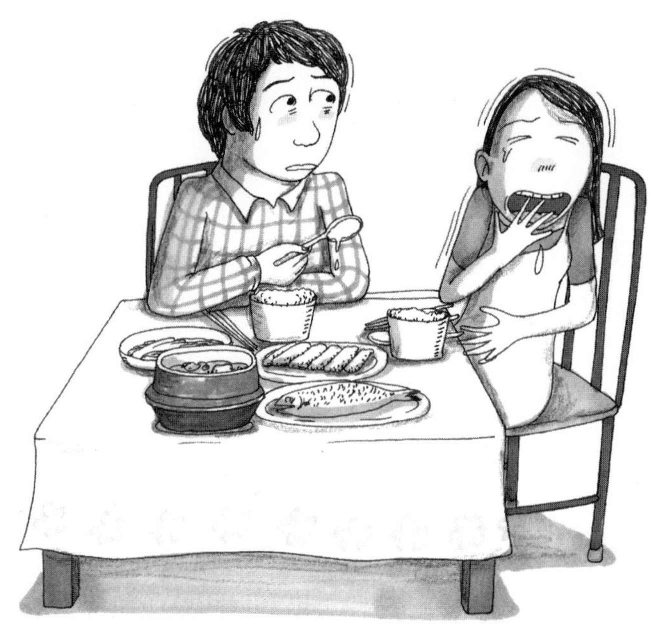

하는 여성도 있다. 약간의 냄새를 맡거나 음식물을 조금만 먹어도 토하는 경우도 있다. 게다가 토물 속에 담즙이나 소량의 혈액이 섞여나오는 수도 있다. 보통 이러한 증세는 처음 임신한 경우에 가장 심하며 그 이후로는 점점 가벼워진다.

임신 오저의 원인은 발육상태에 있는 태반조직에서 생성된 여성호르몬이 증가해 일어나는 것으로 추정되고 있다. 이러한 증상은 사람의 성격 차이에서도 상이한 양상을 보인다. 신경이 예민한 사람, 남에게 의지하려는 경향이 강한 사람, 좋은 환경에서 자란 사람일수록 심하게 나타난다.

임신 오저를 치료하기 위해서는 산책이나 다양한 취미활동으로 기분전환을 할 수 있도록 노력하고 입덧하는 기간 동안 먹고 싶은 음식은 충분히 먹도록 하는 것이 좋다.

또 공복 시에는 더 심해질 수 있기 때문에 우유나 주스, 간식 등으로 영양을 보충해주는 것이 좋다.

특히 아침식사로 물기가 많은 음식은 가급적 피하는 것이 좋을 듯하다. 임신 기간에는 평소보다 후각이 훨씬 더 민감해지기 때문에 입덧이 호전될 때까지는 요리를 하지 않는 것이 좋다.

한의학에서의 임신 오저는 자병(子病) 또는 병아(病兒)라고 한다. 이는 소위 인태이치모병(因胎而致母病), 즉 임신을 함으로써 모체에 영향을 주어 생긴 병의 대표적 증상이라 하겠다.

오저 증후군의 하나인 임신 구토는 위장장애로 인해 생기는 구토와는 달리 새벽이나 오후, 주로 공복 시에 나타나기 쉬운 특징을 가지고 있다.

임신 초기의 구토는 생리적인 현상으로 볼 수 있으며, 특별한 약물요법을 사용하지 않아도 자연적으로 치유되며 심신을 안정시키고 식이요법을 병행하면 된다. 그러나 심한 임신오저는 위장 및 소화기의 기능을 살려주면서 태기를 안정시키는 한약을 써서 다스려주어야 악화로 인한 탈수나 빈혈을 막을 수 있으므로 주저함 없이 치료하는 것이 상책이다.

임신 중의 한약은 태아나 임신부에 부담을 주지 않게 처방하므로 세간에서 하는 그런 걱정들은 안 해도 된다.

☞ 진료실 Tip

임신부 영양관리는 어떻게 해야 할까?

임신하면 두 사람일까?

물론 뱃속의 아기도 생명이고 따라서 인권을 존중하자면 두 사람이라는 표현이 틀리지는 않습니다. 하지만 진짜로 2인분의 식사를 하지는 않습니다. 임신부의 영양 필요량은 임신부 자신에게 필요한 영양소와 자궁내 태아의 양육을 위한 영양소를 합한 것입니다.

그런데 태아의 성장에 필요한 영양 요구량은 영양소마다 차이가 있어서

무조건 2인분의 식사를 할 필요는 없습니다. 오히려 그렇게 되면 열량 과다로 임신부 자신의 몸에 지방이 과다하게 축적되고 결국 비만이 됩니다.

그러나 임신부의 식사 내용, 즉 질은 신생아의 건강에 직접적인 영향을 미치기 때문에 양적인 면(열량)보다 질적인 면(단백질, 비타민, 미네랄)에 중점을 두는 것이 중요합니다.

[임신부의 시기별 영양관리 포인트]

임신부의 영양 관리는 시기에 따라서 조금씩 달라집니다. ▶임신 전반기인 임신 2~3개월에는 대부분의 임신부가 입덧을 하기 때문에 음식의 섭취를 정상적으로 하지 못하는 경우가 많은 데, 소량씩 적당한 온도로 식사를 공급하고, 입덧은 공복시 더욱 심해지므로 공복을 피하는 것이 좋습니다.

▶임신 4개월 이후가 되면 입덧이 가라앉고 식욕을 회복하므로 양질의 단백질, 칼슘, 비타민을 충분히 섭취하도록 하는 것이 좋습니다. 그러나 이 시기에 열량은 그다지 증가시킬 필요는 없습니다.

▶임신 후반기에는 태아의 성장이 매우 급속하게 일어나므로 열량, 단백질, 비타민, 미네랄, 칼슘이 풍부한 양질의 식사를 하는 것이 좋습니다. 하지만 이때도 하루에 약 350칼로리 정도만 추가로 먹으면 됩니다. 밥 한 공기가 약 300칼로리니까 임신했다고 밥을 너무 많이 먹을 필요는 없다는 얘기입니다.

임신 시에는 여러 가지 원인에 의해서 부종, 변비, 빈혈 등의 증세가 자주 나타나게 됩니다. 부종이 있는 경우에는 염분(소금) · 수분을 제한하고, 변비가 생긴 경우에는 섬유질이 풍부한 채소, 과일을 충분히 섭취하며, 빈혈이 있는 경우에는 철분이 많이 들어있는 식품이나 철분제 섭취 등으로 치료해야 합니다.

지금까지 임신 전과 임신 중의 영양과 관련해 이야기 해보았습니다. 이러한 과정으로 성장관리를 시작해준다면 출산 후, 즉 성장기 때 아이의 기대치보다도 훨씬 좋은 결과를 확인할 수 있습니다. 보다 자세한 사항은 임신 10개월 동안 실천해야 할 영양 체크 포인트를 참고하시기 바랍니다.

[임신 10개월 영양 체크 포인트]

● 임신 1개월째 – 고른 영양섭취 필요해요!

정자와 난자가 만나 생성된 수정란은 수정 후 일주일 정도가 지나면 자궁에 착상합니다. 이때까지 수정란은 신경계, 혈관계, 순환계의 세포그룹을 형성합니다. 수정

후 23~25일 정도가 지나면 심장이 뛰기 시작합니다. 모체에는 아직 눈에 띌 정도의 변화는 나타나지 않으며, 이 시기의 태아는 스스로 영양분을 조달할 수 있으므로 전체적인 고른 영양섭취가 필요합니다. 아직 태가 불안하여 유산의 기미가 잦을 수도 있으므로 안태약으로 튼튼하게 잡아가는 것도 좋습니다.

● 임신 2개월째 – 비타민 B_6 섭취에 각별 주의!

2개월 때의 태아는 머리와 몸통부분이 구분되어지며, 얼굴·눈·귀·입 등도 형태를 알아볼 수 있을 정도로 성장합니다. 뇌와 척수신경세포의 80%가 만들어지고 주요 장기와 기관이 형성되며 손도 이 시기에 만들어집니다.

이 시기는 태아의 모든 기관형성이 일어나는 중요한 시기입니다. 특히 임신 2개월의 산모는 입덧이 심하거나 몸이 노곤해지고 졸음이 쏟아지는 등의 증상이 나타날 수 있으므로 비타민 B_6를 많이 섭취하는 것이 좋습니다. 이는 통증이나 피로를 가볍게 하며, 녹황색 채소, 현미, 달걀, 견과류 등에 풍부합니다.

아직은 안태과정이 필요하므로 몸과 달수에 맞게 임신부 보약을 쓰는 것도 임신 초기의 안정화에 무척 유익합니다.

● 임신 3개월 – 철분 섭취 중요해요!

이 시기의 태아는 몸체와 팔다리가 더 발달하고, 사람다운 모양새를 갖춥니다. 성기가 발육을 시작하며 코, 입술, 구개, 치근 등이 만들어지고 위, 장 등도 형태가 거의 완성됩니다. 또한 심장도 거의 완성되어 혈행이 시작되기도 합니다. 3개월 때는 태아의 신진대사가 활발하므로 이때는 특히 철분이 풍부한 음식이 좋습니다. 산모는 입덧이 계속될 수 있으니 잡곡, 두부, 달걀, 우유 등으로 조절하는 것이 좋습니다. 이 시기에는 산모상태에 따라 보약을 적절하게 쓰는 것이 아이 발육에도 도움이 됩니다.

● 임신 4개월 – 비타민 B군 섭취에 유의하세요!

성기의 형태가 완성되어 남녀의 구분이 확실해집니다. 소화기계와 비뇨기계의 활동이 시작되어 양수를 삼킬 수 있고 소변도 만들어집니다. 뇌와 내장의 발달도 빨라져 머리가 탁구공 크기 정도로 자랍니다. 태반이 완성되어 자궁 안쪽에 자리를 잡으면서 태반과 태아의 교류가 활발해집니다.
태아의 신경계 발달이 급속도로 이루어지는 시기이므로 비타민 B군을 적극적으로 섭취하고, 균형있게 조절합니다. 해물과 생선류도 아주 도움이 됩니다.

● 임신 5개월 – 비타민 A, 셀레늄, 요오드 섭취에 신경쓰세요!

5개월이 되면 태아는 머리털과 손톱이 나고, 피부에 털도 나며, 손발의 움직임이 활발해집니다. 심장박동이 강력해지면서 5개월 후반에는 청진기로도 태아의 심장소리를 들을 수 있습니다. 태반이 완전히 형성되며, 탯줄은 계속 커지고 두꺼워져 모체로부터 충분한 영양분을 운반할 수 있습니다.
태아의 심장을 튼튼히 하려면 비타민 A와 셀레늄이 좋습니다. 당근, 브로콜리, 토마토 등과 어패류 등을 섭취하는 것이 좋습니다. 또 아이의 머리카락, 피부 등의 성장을 촉진하는 요오드 성분이 많은 해초류의 섭취도 좋습니다. 오미자, 구기자 등의 종자류 차 등을 드시는 것도 좋습니다.

● **임신 6개월** – 칼슘과 고단백 섭취에 유의!

태아는 점점 더 활동적이 되고, 양수의 양도 늘어 자유롭게 움직일 수 있게 되며, 태동도 확실해집니다. 일정한 시간 간격을 두고 자고 깨고 하며 아직은 머리가 몸에 비해 크고 피부 주름, 지방 축적이 일어납니다.
이 시기는 잘 크게 해야 하므로 칼슘과 고단백을 섭취해야 합니다. 태반과 기타 부속물을 위해 단백질이 필요한데, 특히 두뇌발달과 근육 형성에 많이 쓰이기 때문에 각별히 많은 섭취를 해주는 것이 좋습니다. 지방질보다는 살코기가 좋고, 생선살도 매우 좋습니다.

● **임신 7개월** – 섬유질 섭취에 유의!

태아가 눈을 뜰 수 있으며, 7개월 말까지는 눈이 빛에 대해 예민해집니다. 바깥소리도 구분할 수 있게 됩니다.
이 시기의 산모는 체중이 많이 증가하고, 빈혈이 심해질 수 있으므로 조심해야 하고, 변비나 치질 방지를 위해 물이나 주스를 마시고, 과일, 채소 등 섬유질이 많은 음식을 섭취해야 합니다.
이 외에도 몸에서 합성되지 않는 리놀산 등 필수지방산을 섭취하고, 올리브유 같은 식물성 기름을 사용하여야 합니다.

● 임신 8개월 – 콩식품 많이 드세요!

태아는 자궁 내에서 발로 차거나 기지개를 켠다거나 운동을 합니다. 이 시기는 임신 중독이나 빈혈, 이상출혈 등의 합병증이 발생할 수 있으므로 조심해야 하고, 태아의 순환기의 발달을 돕는 콩식품을 많이 먹어야 합니다. 콩은 두뇌 발달에 좋은 영양원이며, 철분이 많아 빈혈에도 좋습니다.

● 임신 9개월 – 무기질을 많이 섭취하세요!

태아는 피하지방이 축적되어 몸이 통통해지며, 얼굴 주름도 적어집니다. 뇌의 빠른 성장이 계속되고, 성기도 완성되어 전체적으로 신생아와 비슷한 모습을 갖추게 되나, 폐는 여전히 미성숙 상태입니다.

이 시기는 단백질과 무기질을 적극 섭취하여야 하는데, 녹황색 채소, 콩, 붉은 살코기, 생선, 현미, 해조류, 우유 등을 골고루 먹는 것이 좋습니다.

이 시기는 자궁이 많이 부담이 되는 시기라, 출산의 원활한 조건을 위해 자연 분만을 위한 기력을 돕는 약을 쓰는 것이 좋습니다.

● 임신 10개월 – 마인드 컨트롤

아기는 만삭으로 폐는 성숙되어 스스로 기능을 할 준비가 됩니다. 마지막으로 성장하여 신생아의 특징을 갖춥니다. 10개월 말이 되면 피하지방이 늘고 골격도 튼튼해져 출산이 가능해집니다. 이때 산모는 정신적 안정을 찾고, 가벼운 운동도 하면서 몸을 준비해야 합니다.

03_성숙한 30대 생리 이야기

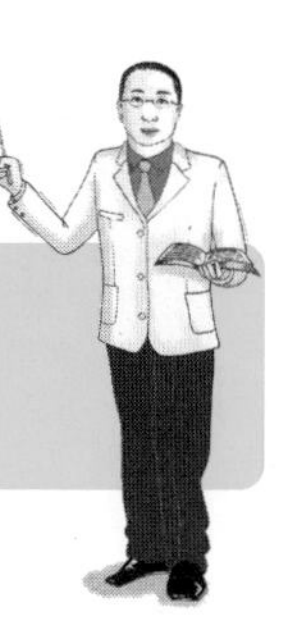

임신 중독증이 생겼어요!

임신과 관련하여 생기는 증상 중에는 '임신 중독증'이 있다. 전신이 붓고 체중이 늘어나며, 혈압이 높아지고 소변에 단백이 섞여 나오는 증상이다. 이것은 임신 자체에 원인적 관계가 있는 질병이므로 임신이 성립되어야만 발병할 수 있는 질병이다. 임신을 중절하거나 또는 분만에 의하여 태아와 그 부속물이 배출되면 병증은 대부분 소실되는 특징을 가지고 있다.

임신 중독증이 일어나는 주원인은 갑상선 기능이 낮은 체질, 특이체질 등의 체질적 소인과 밀접한 관련을 가지고 있으며, 음식물의 영향도 매우 큰 비중을 차지한다. 특히 콜레스테롤을 함유한 음식과 포화지방이 많은 동물성 식품 등이 임신 중독증의 치명타를 입힐 수 있다.

특히 콜레스테롤을 함유한 음식과 포화지방이 많은 동물성 식품 등이 원인이 된다. 이로 인해 임신부의 혈류 속에 콜레스테롤이 증가하면 태반에 병변이 생기고 이것이 파괴되면 융모물질의 분해산물이 임부의 혈류 속에 다량 배출되며 이것에 의해 임신부의 세소혈관을 구축시켜서 고혈압, 단백뇨, 부종 등을 일으킨다. 이것이 임신 중독증의 최대 원인이다.

경증은 부종이 하지 또는 하복부에 부분적으로 나타나게 되고, 단백뇨 수치는 2.9%까지 나타나며, 수축기 혈압이 140~170mmHg까지를 말한다.

중증의 경우는 부종이 전신에 이르며, 단백뇨가 3% 이상이다. 수축기 혈압은 170mmHg 이상, 확장기 혈압은 110mmHg 이상 나타난다.

심할 경우 두통과 현기증, 눈이 침침해져서 잘 보이지 않는 경우도 있고, 구역질과 구토증, 드물게는 경련과 혼수상태에 이르기도 한다. 이를 예방하기 위해 정기적인 진찰을 하고 조기에 발견함이 중요하다.

진찰 횟수는 임신 7개월까지는 4주에 1회, 8~9개월에는 2주에 1회, 10개월에는 주당 1회로 함이 좋다. 진찰 시마다 임신 중독증 초기 증상의 유무를 관찰한다. 7개월 이후의 임신부는 주당 약 300g 이하의 증가가 생리적이며, 그 이상의 증가가 있으면 주의를 요한다. 아울러 부종의 유무와 요단백의 유무, 혈압 등을 측정한다. 이 가운데 어느 것이든지 1주일 이상 계속되면 초기 임신 중독증이라 생각할 수 있다.

치료는 중독증 초기에는 식사를 조심해야 한다. 임신 중독증이 경증일 때, 즉 1주간의 체중 증가가 500g을 초과하며 부종, 단백뇨가 경도일 때는 음식 제한을 강화한다. 중증일 경우는 우선 철저한 안정을 취한다. 다음은 음식 주의로 단백질 이외에 열량이 될 수 있는 음식은 극도로 제한하며, 식염의 제한을 강화하고 처음 1주간은 무염식으로 한다.

보통 임신주수에 따라 치료법이 달라지는 데 태아발육이 정상일 때는 곧 유도분만을 실시한다. 만약 임신 중독증이 임신 38주 이전일 때는 태아의 적당한 발육과 성숙이 이루어질 때까지 임신을 지속시키기 위해 노력하게 된다.

임신중독증은 임신 32주 이전일 때가 문제가 된다. 이 시기의 태아가 출생했을 때는 생존할 가능성이 희박하고 그렇다고 임신을 지속시킬 때 모체와 태아에게 큰 위험 부담을 안겨주게 되기 때문이다.

임신 중독증의 근본 치료는 인공적이든, 자연적이든 아기를 분만케 하는 것이고, 각종 약물요법은 태아가 충분히 성숙할 때까지의 시간을 버는 것이 최대 목적이 된다.

한방적인 접근으로는 안태하는 약과 체내의 자연스런 기혈조절을 해주는 약으로 조절 가능하니 임신부들은 너무 고민만 하지 말고 적극적인 상담과 치료로 임신 중독증에서 벗어나보자.

그러나 치료에도 불구하고 극히 드물게 악화되어 혈압이 상승하고 망막의 병변이 진행될 경우는 인공 임신 중절을 시켜야 하는 경우도 있다.

03_성숙한 30대 생리 이야기

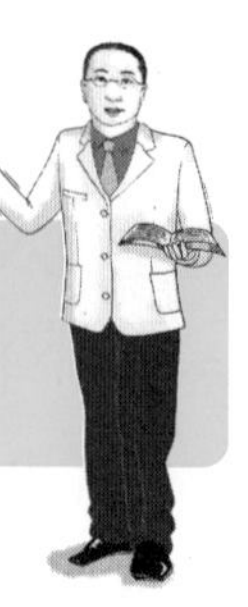

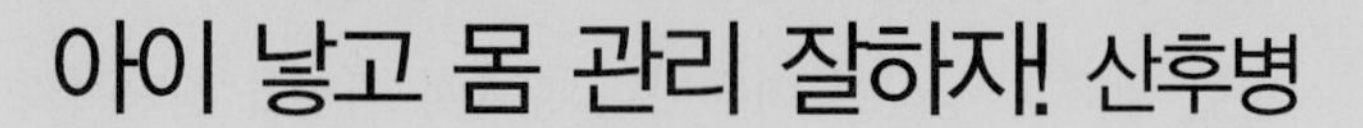

아이 낳고 몸 관리 잘하자! 산후병

➔ 유산 후유증

소파수술은 최근 사회 · 문화적으로 성에 대한 인식이 바뀜에 따라 무분별하게 행해지고 있다. 최근 우리나라는 낙태의 천국이라는 오명을 들을 정도로 연간 낙태 건수가 260만 건에 이르고 있다. 이런 낙태 건수는 미국 여성의 낙태 건수와 비교해서 맞먹을 정도라고 하니 실로 엄청난 숫자가 아닐 수 없다.

이 통계는 미국 인구가 우리보다 약 다섯 배가 많으므로 우리나라 여성들이 미국 여성에 비해 다섯 배 가까이 낙태를 하고 있다는 계산이 나온다. 이것이 한국의 심각한 현실이며, 우리 모두 낙태에 대한 원인을 찾고 향후 대응책을 마련해 보는 전 국민적 관심을 가져야 할 이유이기도 하다.

임신중절(abortion)이란 자연유산을 말하는 것이 아니고 인공적으로 태아를 끌어내는 낙태를 말한다. 원하지 않는 임신이거나 피치 못한 임신인 경우에 임신중절수술을 하게 된다.

임신중절은 원칙적으로 모체 또는 태아의 어느 한쪽 또는 양쪽에 의학적으로 생명의 위험이 있는 경우에만 허용되나 근래 이것을 대부분 원치 않는 임신의 경우 해결을 위한 방법으로 이용함은 의학적인 면에서나 사회적인 면에서 문제점을 노출하고 있다. 임신중절이란 말 그대로 정상주기인 280일 주기의 임신을 도중에 중절함을 말한다.

방법으로는 약물에 의한 것과 수술에 의한 경우가 있다. 수술에 의한 방법으로 임신 7개월 말까지의 경우를 인공유산술(人工流産術)이라 하고 8~10개월까지를 인공조산술(人工早産術)이라 한다.

보통 자궁경부 안으로 시술 기구를 집어넣어서 자궁구를 확장시키고 자궁 내용물인 태아나 그 부속물을 꺼내는 것이다. 적당한 시기는 태아에 의해 자궁구나 경관 내벽을 상하게 할 위험성이 없는 임신 2개월 말에서 3개월 말이 된다. 보통 의사의 손 느낌만으로 확장기를 사용해 확장시킨 후 기구를 사용하여 긁어내게 되므로 내용물을 제거하는 과정에서 자궁 내막을 손상시켜 자궁 천공 등과 같은 불행을 초래할 수 있으므로 초기 임신중절이나 처음 임신에서의 중절 및 달수가 많이 지난 임신의 경우에 있어서는 피함이 좋다. 또 이러한 중절을 여러 번 반복하게 되면 다음 임신에 습관성 유산이나 조산, 자궁 외 임신, 유착태반 등을 야기하기 쉽고 이밖에 요통, 무월경, 세균 감염, 하복부 통증, 생리불순 등이 생길 수도 있다.

양방적인 치료는 초음파 검사, 자궁경 검사, 자궁난관 X-선 검사 등을 통해 진단한 후 자궁 상태를 개선시켜 줄 수 있는 유착분리수술이나 에스트로겐 투여 등의 호르몬요법 등인데, 자궁내막 상태를 완전하게 개선하기 어려우므로 한방적으로 적극적인 후유증 관리를 해주는 것이 좋다.

치료는 자궁 내의 손상 및 출혈, 염증, 어혈 등을 제거해 주어야 한다. 그리하여 내막을 재생시키고 임신 가능한 상태로 만들어 주어야 한다. 뿐만 아니라 본래 자궁의 기능을 회복시키며 뇌하수체, 자궁, 난소로 이어지는 임신호르몬의 불균형으로 인한 출혈 및 내막 손상으로 인해 뭉쳐진 어혈을 제거해 주는 것이 효과적이다.

특히 자궁 자체뿐 아니라 자궁과 연관된 우리 몸의 장부 기능도 회복시켜 주어 지속적인 효과를 유지하게 한다. 아울러 중절수술 후에는 적어도 15일 이상의 산후조리를 해야 하며, 충분한 휴식과 마음의 안정을 하는 것이 자궁 보호에 매우 중요하다.

습관성 유산

최근 결혼한 여성 중에는 습관적인 유산을 경험한 분들이 더러 있어 심히 우려되고 있는 상황이다. 습관성 유산이란 과거에 두 번 이상 또는 연속적으로 3회 이상 자연유산이 반복되는 경우를 말한다. 이러한 여성은 다음 임신에서도 자연유산이 될 확률이 높다.

임산부에게 첫 번째 아기가 자연 유산되었을 경우 두 번째도 자연 유산될 확률은 다소 있다. 그러나 자연 유산 등의 반복 유산 횟수가 늘어날수록 그 위험성이 커지는 것은 사실이다. 임산부의 나이가 35세가 지난 경우에는 유산할 확률이 더욱 높다. 그런 반면에 정상분만의 경험이 있는 여성은 습관성 유산이 일어날 확률이 매우 낮다.

습관성 유산의 원인은 크게 3가지로 나눌 수 있다. 유전 인자의 이상, 호르몬의 이상, 해부학적 이상 등이다. 그 중 가장 큰 기능적 원인은 자궁내막의 착상력이 약한 데 있다. 내막의 착상력(두께를 포함한)이 떨어지면 임신 시도 시에 착상도 잘 안 되지만, 임신 성공 후 유지가 잘 안 되어 유산이 되는 경우가 생기므로 내막의 착상력을 높여주는 난막 강화법을 써서 치료해 주어야 한다. 또 난소의 노화나 기능저하로 난자의 질이 떨어져 계류유산이 되는 경우도 많으므로 난소기능을 강화해주는 것이 치료의 첩경이다.

이밖에 임산부의 감염과 영양결핍증, 유독성 환경에의 노출 등 면역학적 요인, 또 남성의 정충 과다증이나 희소증 등을 들 수 있다. 특히 습관성 유산의 중요한 원인은 신염과 매독이며, 이중 20~30%는 매독 때문이다. 그러나 한 가지 이상 복합적 원인이 작용되고 있는 것이 보통이며, 원인을 알 수 없는 습관성 유산의 경우는 상담하여 원인을 찾으면 정상적인 임신도 가능하다.

유전 인자의 이상

자연유산의 50~60%가 이에 해당된다. 부모는 정상이라도 염색체가 결합하여 세포분열을 일으키는 과정에서 여러 다양한 요인에 의해 세포분열이 비정상적으로 되는 것이다.

부모의 연령, 감염, 방사선 조사, 지연 수정 때문에 이루어지며, 이때에 양측 부모가 함께 염색체 진단 검사를 받아야 한다.

호르몬의 이상

보통 황체기의 결함 때문이다. 임신 6주까지는 난소의 황체에서 만들어지는 황체호르몬에 의해 안정을 취하게 되는데 충분한 양의 호르몬이 생성되지 못할 경우에 유산될 수 있음을 말한다. 원인으로 뇌하수체 기능부전과 정신적, 신경학적 요인을 들 수 있다. 치료는 그 원인에 따라 이루어지게 된다.

해부학적 이상

습관적 유산의 10~15%가 이에 해당한다. 예를 들면 자궁의 아래 부분인 자궁경관이 무력하여 임신 5개월 무렵이 되면 태아가 빠져나오게 되어 임신을 지속하지 못하게 되는 것을 말한다.

이때 치료는 자궁경부를 묶어주는 수술을 하여 만삭까지 임신을 유지시켜 준다. 이외에도 자궁강의 중간에 얇은 막이 있는 자궁중격증이 있으면 유산의 원인이 될 수 있다. 자궁으로부터 태아로 가는 혈액 공급이 충분히 이루어지지 못하기 때문이다.

그러나 이것은 전체의 약 3% 정도밖에 되지 않는다. 이외에 면역학적 이상에 의한 경우 황체호르몬이나 스테로이드, 아스피린 등을 겸용해서 치료하게 된다.

한의학적으로 습관성 유산은 활태(滑胎)라 하여 정상분만이 아닌, 이상분만의 범주에 포함시켰다. 한의학적으로 유산이라고 하면 태타(胎墮)를 말하는 것으로 광의의 경우 조산까지를 포함한 7개월까지의 조기중절을 말한다. 협의의 유산은 태반이 완성되는 임신 4개월까지의 유산을 말한다.

유산은 일반적으로 임신 초기 3개월간에 많이 일어나는 데 전기 임신 중절의 약 60~80%에 달한다. 한의학 고전인 〈의학입문(醫學入門)〉에서는 임신 3개월까지 형태가 갖추어지지 않은 상태에서 떨어진 것을 유산 또는 타태(墮胎)라 하고 5개월까지 이미 형태가 갖추어진 후에 떨어진 것을 소위 소산(小産), 반산(半産), 조산(早産)이라 하여 태아의 형상이 형성되기 전과 후로 구분하여 설명하였다.

유산이 잘되는 경우는 우선 자궁내막의 착상력에 문제가 있다고 봐야 한다. 내막의 착상력은 두께만을 얘기하는 것이 아니라(보통은 8mm 이상이 안정적) 내막의 조건(스펀지 층의 조건, 점성, 온도 등)이 맞아야 한다. 예를 들면, 황토흙을 객토한 밭과 모래자갈흙을 객토한 밭을 비교하면 똑같이 두께는 30cm 이상 새로운 흙을 깔아도 조건이 다르므로 수확이 다른 것처럼, 자궁내막의 조건도 이와같이 여러 가지 요인을 맞춰주어야 한다.

13번의 계류유산과 사산… 습관성 유산 이겨낸 체험담

(홍**, 당시 37세, 부산 동래구 명륜동 거주)

부산의 동래구 명륜동에 사는 홍모 씨(당시 37세)의 경우도 참 기억에 남는 사례 중의 하나입니다.

남편과 같이 들어오는 얼굴이 무척 힘들어 보였는데, 아니나 다를까 사연이 참 기구하였습니다. 임신만 하면 3~4개월째에 아이가 계류유산이 되거나, 사태가 되어 밑으로 유산이 된 것이 13번이나 된다는 것이었습니다. 유착 수술도 여러 번 받았고, 호르몬치료도 해봤으며, 유전자검사까지 부부간에 다 하였으나 별다른 이상소견이 발견되지 않았다고 했습니다.

이런 일이 반복되다 보니 양방병원에서는 임신이 되면 자궁 입구를 봉합하는 수술을 하고 5개월 정도 입원하면서 주사를 계속 맞자고 권하는데, 너무 무섭고 힘들 것 같아 오게 되었다며, 이젠 임신하는 것 자체가 무서워서 그냥 포기할까 하는 마음을 먹다가 '한 번만 어떻게 해보자' 라는 마음으로 내원을 한 사연이었습니다.

이런 증상이 반복되는 이유는 난자의 질이 나쁘거나 자궁내벽에서 수정란을 잘 고정시키고 배양이 되게 해주어야 하는 데, 착상력이 약하고 내막이 얇으면 수정란과 태아가 고착되지 못하며 아기와 자궁의 연결상태가 나빠져 계속 유산이 될 수밖에 없는 상태로 됩니다.

양방적으로는 프로게스테론 주사를 계속 맞거나 수술로 처리하고자 합니다만 원인을 잘 모르므로 염색체나 호르몬적인 이유라고 생각하여 그리 처리합니다. 또, 스트레스를 받으면 사람의 내장은 극도로 긴장하여 경련을 일으키거나 긴장을 하게 됩니다. 그러기에 위장에 음식물이 있으면 체하게 되고, 임신 초기라면 유산이 잘되는 것입니다. 내막이 극도의 피로감에 지쳐있고, 얇아지며 민감한 상태를 치료는 하지 않고, 그냥 임신만 반복하니 착상과 유지해줄 힘이나 조건이 되지 않아서 계속 유산이 될 수밖에 없는 상황으로 변한 것입니다.

이럴 경우 치료는 그동안 손상된 자궁내벽을 회복시키는 약과 어혈 제거를 동시에 해주어야 합니다. 이런 방법으로 3개월 동안 투여하였고, 약화된 자궁내막과 난소를 위해 난막강화요법을 4개월간 지속했습니다.

배란 상태를 체크하여 난포와 내막의 두께가 좋아졌을 때 자연 임신을 시도하였고, 치료 시작 후 7개월 반째 임신하였는데, 이때부터 조심스럽게 유산 방지와 안태약을 5개월간 연이어 투여하며 하혈의 유무, 복통, 입덧 때에 맞추어 관리한 결과 건강한 남아를 출산하게 되었습니다. 워낙 환자가 고생을 많이 해서 그 아이의 생일도 (10월 2일) 아직 기억하고 있을 정도입니다.

03_성숙한 30대 생리 이야기

아이 낳고 바람맞다? 산후풍

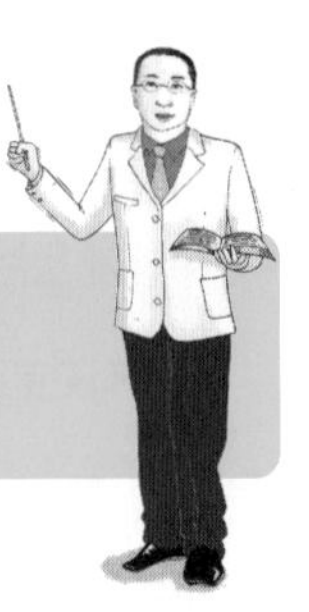

여성이 아이를 출산한 후 제대로 몸조리를 못했을 때 뼈마디마디가 아프고 쑤신 것을 통칭 산후풍이라고 한다. 산후풍은 하나의 질환이라기보다는 여러 가지 다양한 증상들이 동반되어 오는 것을 표현한 말이다.

일반적 증상은 머리가 무겁고 쉽게 피로를 느끼며 매사에 싫증이 나면서 몸이 노곤하고 권태롭다. 또 머리, 팔, 다리, 허리 등 몸의 모든 관절 부위가 저리고 아프며 현기증이 잘 생기고 신체가 전반적으로 나른하며 쑤셔서 아프지 않은 곳이 없다.

산후풍의 원인은 주로 산모가 아기에게 우유보다 모유를 직접 먹여서 체력이 소모되는 경우나 집안일을 전적으로 하는 부부에게 많이 생긴다. 이외에도 시댁 어른들을 모시거나 부양가족의 수가 많은 경우, 비교적 생활수준이 낮아 스스로 몸조리를 못해서 오는 경우 등도 여기에 해당된다. 다시 말해 산모가 정신적, 신체적으로 충분한 휴식을 취하지

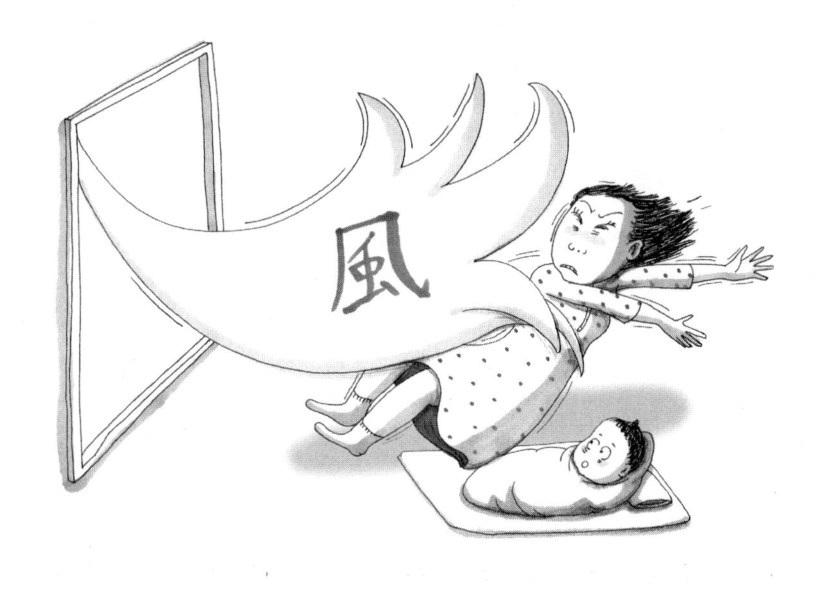

못하는 경우에 산후풍의 발병 확률이 높다.

산후에는 전신의 모든 관절이 이완되어 있고 혈액의 흐름이 원활하지 못하므로 신체에 어혈이나 바람, 차가운 기운이 머물러 쌓여 관절과 전신의 근육에 통증을 일으킬 수 있다. 이 시기에는 산모가 아기의 영양 공급과 뒷바라지로 육체적, 정신적으로 과로를 하기 때문에 각종 질병에 걸릴 위험성이 크다. 따라서 산후에는 평소보다 더욱더 영양과 건강 관리에 힘써야 한다. 옛날부터 출산 후에는 금줄을 쳐서 외부인의 출입을 금하거나 바람을 쐬지 않는 것도 산모와 아기의 건강을 위해서 한 일이다. 특히 찬물에 손발을 넣지 않도록 한 것이나 냉수나 찬바람을 피하게 한 것도 모두 산후풍을 예방하기 위한 현명한 조치인 것이다.

한의학의 특징을 예방의학과 경험의학이라고 강조하는 이유도 바로 여기에 있으며, 선조의 지혜가 엿보이는 대목이 아닐 수 없다.

치료는 이러한 정신적 · 신체적 스트레스를 풀어줄 수 있는 충분한 휴식과 영양을 보충해 주고 수면을 통해 피로가 쌓이지 않도록 돌보아 주는 것이다. 이때 산후의 어혈을 몸속에서 제거해주고 기혈을 보해주는 보중익기탕류의 보약을 복용케 하면 회복에 많은 도움을 줄 수 있다.

한의학적으로 산후풍은 산후신통(産後身痛)에 해당되며 류머티즘성의 관절 및 근육통이 여기에 속한다. 산후에는 백절(百節)이 느슨해지고 기혈의 순환이 원활치 못해 경락과 기육(肌肉)사이에 악혈(惡血)이나 풍한의 사기가 머물러 막히기 쉬우며, 이것이 오랜 시일 쌓여 흩어지지 않게 되면 뼈와 관절이 자유롭게 놀지 못하고 근육이 당기며 동통을 유발하게 된다.

➔ 혈체

혈체신통은 산후에 어혈이 제거되지 않고 경락에 머물러 그대로 막히면서 오게 된다. 산후 오로(惡露)의 색깔이 자흑색이고 양이 적으며, 아픈 곳을 누르면 통증이 심하거나 맥이 거칠면서 느리고 전신이 쑤시고 아픈 증상이 나타난다. 또 얼굴과 입술도 어혈색인 자흑을 띠게 된다. 치료는 혈액순환을 원활히 해주면서 어혈을 제거해준다.

➔ 혈허

혈허신통은 산후에 출혈이 대량으로 나오게 되면서 피부와 혈맥이 치밀하지 못하고 느슨해져서 통증을 느끼게 된다. 보통 아픈 곳을 누르게 되면 통증이 감소되고 시원한 느낌을 받는다. 치료는 부족해진 기와 혈을 보해주면서 전신순환을 원활히 해준다.

혈풍

혈풍신통은 산후에 기와 혈이 모두 허한 상태에서 풍한을 받게 되면 전신의 근맥이 경련을 일으키면서 수축하고 무력하며 통증이 있다. 전신관절 및 머리가 아프고 오한이 있으며, 맥은 긴장감이 있다. 심해지면 경련이 생기면서 손발이 차가워지는 현상이 나타난다. 치료는 풍의 나쁜 기운을 밖으로 내보내면서 아울러 혈을 보해주는 약을 쓴다.

☞ **진료실 Tip**

산후조리의 기본원칙 10가지

1. 찬바람을 쐬지 않는다.
2. 오전에 땀을 내는 것이 좋다.
3. 방의 온도는 21~22도, 습도는 40~60% 유지.
4. 푹신한 침대보다 딱딱한 온돌이 낫다.
5. 샤워기를 이용해 좌욕을 한다.
6. 샤워는 OK, 입욕은 NO!
7. 출산 후 24~48시간 안에 보행을 시작한다.
8. 외출할 땐 마스크를 하고 목을 감싼다.
9. 가족의 도움을 충분히 받는다.
10. 성생활은 생리를 한 번 하고 나서 시작한다.

☞ 진료실 Tip

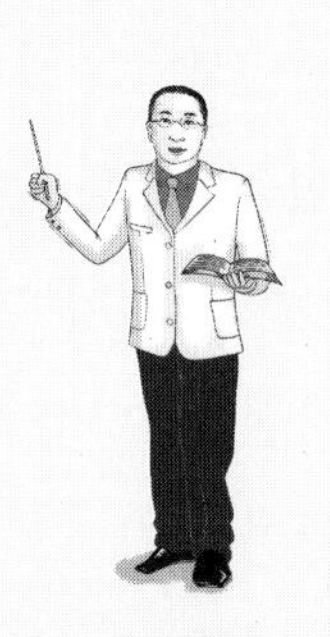

박영철 원장이 밝히는 현명한 산후조리 비결

1. 몸을 회복하기 전 찬바람은 '독'

임신을 하면 모든 관절과 치아, 위장을 비롯한 신체 내부기관이 호르몬의 영향으로 부드러워집니다. 게다가 출산 후에는 체내수분을 발산하기 위해 온몸의 땀구멍이 열려 있는 상태입니다. 산모가 몸을 회복하기도 전에 찬바람을 쐬면 기와 혈액순환이 순조롭게 이루어지지 않아 관절에 통증이 생기고 팔다리가 저리거나 시린 증상이 나타납니다.

산후풍에 걸리면 날씨가 따뜻할 때는 혈관이 팽창되어 잘 느끼지 못하다가도 추워지면 다시 발목이나 팔목이 시큰거리고 뼛속에 바람이 들어오는 듯한 증상에 시달리게 됩니다. 따라서 출산 후에는 특히 관절 부위가 노출되지 않도록 주의하고 체온유지에 관심을 기울여야 합니다. 특히 삼칠일 동안은 바깥출입을 삼가는 것이 좋습니다.

면역기능이 떨어진 상태에서 산모가 찬바람을 쐬면 쉽게 감기에 걸릴 수 있을 뿐만 아니라 대수롭지 않은 감기증세도 폐렴이나 패혈증 같은 큰 병으로 발전할 수 있기 때문에 공기에 노출되는 일을 피해야 합니다. 찬 것을 먹거나 만지는 것도 좋지 않습니다.

몸 안의 노폐물이 빠져나가지 않은 상태에서 찬 음식을 먹거나 몸을 차갑게 하면 혈액순환이 제대로 되지 않습니다. 특히 몸이 냉한 사람이나 신장기능이 약한 사람은 더욱 주의해야 합니다.

2. 출산 후에는 땀을 내는 것이 좋다!

적당히 땀을 내면 피부에 누적된 수분이 땀으로 배출되어 산후 비만과 산후부기를 치유하는 데 도움이 됩니다. 몸 안의 노폐물이 땀으로 빠져나가 신장의 부담도 훨씬 줄어듭니다. 그러나 산모가 지나치게 땀을 많이 흘리게 되면 기가 허해지고 탈진할 우려가 있습니다. 땀은 머리부터 발끝까지 조금씩 골고루 흘리는 게 좋습니다. 땀을 내는 시간은 체력 소모가 가장 적은 오전 10시에서 12시 사이가 적당합니다. 땀을 효과적으로 내려면 우선 땀을 잘 흡수할 수 있는 면 소재의 옷을 입습니다.

얇은 옷을 여러 벌 겹쳐 입되 웃옷은 얇게, 그리고 땀을 덜 흘리는 아랫도리의 옷은 조금 두툼하게 입습니다. 우리 몸을 양과 음으로 구분했을 때, 상반신은 양의 개념, 하반신은 음의 개념에 속하므로 보통 상반신에서 땀이 더 많이 납니다.

온몸에 골고루 땀을 내면 몸의 신진대사가 활발해지기 때문에 아랫도리 옷을 두껍게 입는 것이 효과적입니다.

발이 차가우면 혈액순환에도 지장이 있고 약한 발목 관절이 차가운 공기에 노출되는 경우 산후풍에 걸릴 수가 있습니다. 그리고 발이 따뜻해야 온몸이 따뜻해지므로 양말을 신는 것이 좋습니다. 의복처럼 이불도 얇은 것으로 여러 장 준비해서 적절하게 덮도록 합니다. 산후에는 분비물이 많아져 옷이나 침구가 불결해지가 쉽습니다. 침구는 자주 일광 소독을 합니다.

3. 출산 후에는 습도 조절과 환기에 힘써야

출산 후 몸을 따뜻하게 한다고 실내를 너무 덥게 하는 경향이 있습니다. 방의 온도는 21~22도를 유지하는 것이 적당합니다. 방안의 온도가 너무 낮거나 높으면 신생아가 에너지를 성장하는 데 쓰지 못하고 체온을 유지하는 데 사용하게 되므로 아기 발육에도 이롭지 않습니다. 특히 겨울에 출산한 산모들은 방을 따뜻하게 하려고 가스난로나 전기난로를 쓰기도 하는데 이러한 난방기구는 실내 산소를 소비하는 결과를 낳기 때문에 밀폐된 방에서 사용하는 것은 바람직하지 않습니다.

온도 못지않게 중요한 것이 습도와 환기입니다. 습기와 환기가 적절히 이루어지지 않으면 엄마와 아기가 호흡기질환에 걸리기 쉽습니다. 방안의 습도는 40~60%가 적당합니다. 가열식 가습기는 물을 끓여서 더운 김을 내뿜는 방식이므로 위생적이고 실내온도가 떨어지는 것을 막아줍니다. 물수건을 걸어놓거나 물그릇을 놓아두는 것도 건조함을 막는 방법입니다.

체감으로 적정온도와 습도를 가늠하기는 사실 어렵습니다. 온도계와 습도계가 함께 있는 계측기를 장만하면 편리합니다. 겨울에는 실내공기가 탁해지기 쉬운데 아기와 산모가 있는 방을 환기할 때는 조심해야 합니다. 차가운 외풍을 직접 맞으면 감기나 산후풍에 걸릴 수 있기 때문입니다.

자주 사용하지 않는 방의 창문을 열어놓으면 외부와의 심한 기온차이를 느끼지 않으면서도 실내공기를 서서히 바꿀 수 있습니다. 산모와 아기가 이불을 뒤집어 쓴 상태에서 환기하는 방법도 있습니다.

4. 출산 후에는 딱딱한 침대나 온돌방이 더 좋다!

흔히 임신부들은 무게 중심을 잡으려고 허리를 뒤로 젖히는 데 이러한 자세는 허리에 부담을 줍니다. 더욱이 출산 후에는 모든 관절이 이완되어 있는 상태입니다. 아기를 낳고 나서 산모가 푹신한 침대에 누워 지내면 자칫 관절에 이상이 생길 수 있습니다.

따라서 푹신한 침대보다 딱딱한 침대나 온돌방에 눕는 것이 척추를 비롯한 다른 관절에 무리가 가는 것을 막고 산모의 골격을 잡는 데도 이롭습니다. 출산 후 엎드린 자세로 누워 있으면 자궁 수축에 도움이 된다고도 하지만 누울 때는 천장을 보고 반듯하게 눕는 편이 더 낫습니다. 편안하게 누워 휴식을 취하면 아기에게 우유를 먹이는 동안 산모의 자세가 나빠져 관절에 무리가 생긴 것도 풀 수 있습니다.

아울러 출산 후에는 빈혈이 생기기 쉬우므로 상체를 약간 세운 자세로 누우면 어지럼증과 두통을 줄일 수 있습니다. 베개를 높이고 양쪽 무릎을 세운 상태로 반듯하게 눕는 자세는 오로 배출과 자궁 수축을 도와주고, 출산 후 골반이 벌어지는 것도 막아줍니다. 산모는 하루 한 번씩 낮잠을 자도록 합니다. 오후 2~3시쯤 길게는 1~2시간, 짧게는 30분이라도 낮잠을 자면 산후 회복에 도움이 됩니다.

5. 출산 후 좌욕은 회복에 도움돼요!

좌욕은 회음 절개 부위의 염증을 방지하고 상처 부위가 따끔거리는 통증을 감소시킵니다. 회음부 상처의 빠른 회복뿐만 아니라 많은 산모들이 겪는 치질 예방에도 효과가 높습니다. 분만 방법에 상관없이 회음부 청결은 필수적입니다. 산통을 오래 겪다가 제왕절개 수술로 분만한 산모의 경우에도 분비물이 나오게 됩니다. 좌욕은 따뜻한 물로 하루 두세 차례 하되 대소변을 본 후에도 물로 깨끗이 씻도록 합니다. 세정제는 사용하지 않는 편이 낫습니다. 자연적으로 면역기능이 회복되는 과정에서 세정제를 쓰면 오히려 역효과가 날 수 있습니다. 좌욕은 오로가 끝날 무렵까지 계속합니다.

6. 출산 후 샤워는?

출산 후에는 땀이나 오로 같은 분비물이 배출되기 때문에 피부가 불결해지고, 자궁경부나 회음절개 부위는 세균감염으로 염증이 생기기 쉽습니다. 샤워를 하면 몸이 청결해지고 예방에도 좋습니다. 간단한 샤워는 자연분만인 경우 출산 당일에도 할 수 있고 제왕절개한 경우에는 일주일쯤 지나서 실을 뽑은 뒤에 가능합니다.

5~10분 정도 샤워를 하되 미리 따뜻한 물을 틀어 욕실 안에 온기가 퍼진 뒤 몸을 씻도록 합니다. 머리를 감을 때는 무릎을 굽혀 쭈그리고 앉거나 허리를 구부린 채 머리를 깊이 숙이지 말고 선 채로 감는 것이 좋습니다. 몸을 씻은 뒤에는 오한이 들지 않도록 머리를 빨리 말리는 것이 중요합니다. 욕실에서 샤워를 하기 힘들 때는 수건에 물을 적셔 몸을 가볍게 씻거나 두피를 마사지하는 정도로 끝냅니다.

오로가 멈추면 탕 속에 들어가 목욕을 해도 되지만 6주까지는 장시간 입욕은 삼가도록 합니다. 목욕물이 깨끗하다고 해도 무균상태는 아니므로 자궁 입구가 완전히 닫혀 있지 않고 면역기능도 떨어진 산모의 자궁 안으로 균이 침투해서 자궁내막염을 일으킬 수 있으며, 오랜 입욕은 산모의 기력을 소진시킬 수 있기 때문입니다.

7. 출산 후 24~48시간 안에 걸으세요!

출산 후 24~48시간 안에 걷는 것이 좋습니다. 제왕절개로 분만한 산모라면 더욱 조기 보행에 힘쓰도록 합니다. 걸으면 가스가 잘 나와 빨리 음식 섭취를 할 수 있습니다. 조기 보행은 방광의 기능을 빨리 회복시키고 장의 운동을 원활하게 해주어 배뇨곤란이나 변비를 막는 데도 도움이 됩니다. 혈액순환을 촉진시켜 하지부종과 같은 합병증에도 효과적입니다. 출산 후 몸에 무리가 가지 않을 정도로 가볍게, 많이 걸으면 체력을 회복하는 데도 도움이 되고 기분도 좋아집니다.

불어난 체중을 빠르게 줄일 수 있어 조기 보행은 산후 다이어트의 첫걸음이 되기도 합니다. 출산 후 이틀째부터는 복식호흡, 4~5일째는 산욕기 체조를 실시하고 출산 후 6주가 지나면 서서히 유산소 운동을 합니다.

8. 출산 후 옷차림은 편안한 것으로~

산모와 아기 모두에게 편안한 것이 좋습니다. 몸을 조이지 않고 헐렁한 옷을 입는 것이 기본입니다.

겨울철에는 바깥과 실내의 온도 차이가 심하고 공기가 건조해서 호흡기질환에 걸리기 쉬우므로 가능하면 외출은 삼갑니다. 부득이 외출을 해야 할 때는 차가운 바람이 파고 들지 않도록 복장에 신경을 씁니다. 두꺼운 옷을 한 벌 입는 것보다 얇은 옷을 여러 겹 껴입는 것이 옷의 무게감이 덜하고 보온효과도 큽니다. 옷과 옷의 간격이 1cm 이하일 때 최대의 보온 효과를 거둘 수 있습니다.

신발은 다리 관절에 부담을 주지 않도록 굽이 낮고 편안한 것으로 골라 신습니다. 출산 후에는 병에 대한 저항력이 떨어지므로 밖에 나갈 때는 깨끗한 마스크를 착용해 호흡기를 보호하고, 목도리 착용도 권합니다.

9. 출산 후 집안일은 3주째부터~

집안일은 3주째부터 간단한 식사 준비나 아기 옷 입히기 같은 힘들지 않은 일부터 시작합니다. 부엌일을 산모 혼자서 전담하는 것은 무리이므로 남편이나 가까운 친척, 산후도우미의 도움을 받도록 합니다. 몸의 회복이 순조롭다면 산후 3주부터 세탁기를 이용해 빨래를 해도 괜찮습니다.

그러나 손빨래는 구부린 자세도 문제지만 빨래를 쥐어 짤 때 손목에 무리가 갈 수 있으므로 산후 5~7주가 지난 뒤부터 하는 것이 좋습니다. 집안 청소는 산후 4주째부터 청소기를 사용하고, 반복적인 가사노동을 할 때도 주의가 필요합니다. 아기를 한 팔로 감싸안고 젖을 먹이다보면 금세 팔꿈치나 손목이 시큰거리고 무릎을 방바닥에 대고 걸레질을 하면 무릎관절에 무리가 오기 쉽습니다.

엎드려서 하는 걸레질이나 마당 청소는 5~7주가 지난 다음에 서서히 시작하도록 합니다. 출산 후 6주까지는 골반 근육이 이완되어 있으므로 무거운 것을 들어올리거나 내리는 것은 삼갑니다. 밀린 일들이 많고 다른 사람이 일해 주는 것이 마땅치 않다고 산모가 직접 깔끔을 떨다가는 평생 고생할 수 있습니다.

10. 출산 후의 부부관계는 첫 생리가 나온 후에~

출산 후 부부관계는 첫 생리가 나온 뒤에 갖는 것이 가장 안전합니다. 출산 후 생리가 다시 시작됐다는 것은 산모의 질이 성 관계를 해도 좋을 만큼 회복되었다는 뜻입니다. 분유 수유를 하는 산모는 출산 후 4주가 지나면 첫 생리가 나오고, 모유 수유를 하는 경우에는 평균 12~16주 후에 생리가 시작됩니다.

모유를 먹이는 동안에는 대개 자연피임이 됩니다. 프로락틴이라는 호르몬이 난자의 생성을 막기 때문입니다. 그러나 모유만을 먹이더라도 1년이 지나면 건강한 산모는 그 전이라도 프로락틴 분비가 떨어져 임신이 가능해집니다. 생리가 시작되기 전에 배란이 먼저 이루어지므로 모유를 먹이는 동안에 생리가 없더라도 부부관계를 할 때는 피임을 하는 것이 바람직합니다.

수유방법과 상관없이 오로가 끝나는 시점인 산후 4~6주 뒤에 진찰을 받고 성생활을 시작해도 무방합니다. 비록 오로가 끝난 상태일지라도 자궁과 산도가 충혈되어 쉽게 상처가 생길 수 있고 세균에 감염되어 복통과 발열의 우려가 있으므로 주의해서 성생활을 시작해야 합니다.

03_성숙한 30대 생리 이야기

자궁에 혹이 생겼어요! 자궁근종

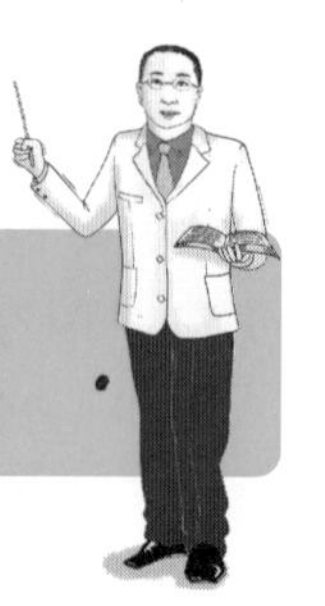

자궁근종은 부인과 환자의 약 20% 정도에서 나타나며, 유색인종이 백색인종보다 많이 발생한다고 보고되어 있어 대한민국 여성의 자궁근종은 30% 이상이 될 것으로 추정된다.

여성이 성인이 되고부터 가장 조심해야 할 병 가운데 하나가 자궁근종이다. 자궁근종은 최근 계속 증가하는 추세에 있으며, 부인과 여성의 약 20%가 자궁근종이나 근종아를 지니고 있다는 통계도 나와 있다. 성숙한 여성이라면 누구나 걸릴 확률이 있으며, 35세부터 50세까지의 여성에게 흔한 질병이다.

자궁근종은 자궁에 혹이 생기는 병이다. 자궁의 평활근에서 기원하는 것으로 암과는 상관없는 양성종양이다. 사마귀 같은 군더더기 살의 혹으로 생각하면 된다. 자궁근종은 1개만 생기는 경우보다 여러 개가 한꺼번에 생기는 경우가 더 많다. 위치적으로는 장막하근종, 점막하근종, 근층내근종, 선근종 등이 있다.

자궁근종의 증상은 생리가 길어진다거나 양이 많아지고 덩어리가 나오기도 하며 하복부에 딱딱한 혹이 만져지거나 생리통, 하복통, 요통, 빈혈, 출혈, 압박감 등의 증상을 겪는다. 원인은 기(氣), 혈(血)이 울체되어 생긴다. 즉 신경을 과도하게 쓰거나 소화기계의 부조화, 기온이 부적합하여 기(氣)의 힘으로 운행되는 혈액이 제대로 순환하지 못해 차가워지거나 열이 나기도 하는데 월경불순과 각종 자궁질환이 거듭되면서 자궁에 근종이 생기게 된다. 젊은 여성들에게는 자궁근종이 커지는 성질이 매우 강해서 자칫 내버려두면 자궁 전체가 자궁근종으로 변해버리는 수도 많아 영구불임을 부를 수도 있다. 그러므로 조기 발견과 신속한 치료가 필요하다.

양방적인 측면에서 자궁근종에 대한 대책은 경과를 관찰하다가 크기가 크지 않으면 별 조치를 취하지 않다가 근종 크기가 커지면 자궁을 적출하는 수술을 택하고 있다.

한방에서 자궁근종은 '석가' 라고 칭한다 "석가는 자궁 속에 들어 있으며, 월경이 빠져나가지 못한다.", "징가가 부인의 자궁에 생기면 유산을 하고 포락(胞絡)에 생기면 경폐(經閉)가 된다."고 하였다.

위의 설명 중 석가는 자궁에 생기는 덩어리를 지칭한 것이며, 이중에서 가장 흔한 것은 자궁근종이다. 자궁근종이 큰 것은 성인의 머리 크기 이상의 것도 있으며, 이것을 만져보면 마치 돌과 같다. 또 임신한 것과 같은 배의 형태를 나타내기도 하여 이름 붙여졌다. 그러므로 석가라 함은 특히 자궁근종을 지적한 병증이라 하겠다. 원인은 자궁이 차가운 기운에 손상을 받아 혈액순환에 장애가 생기면 어혈이 결성되어 돌과 같이 단단한 덩어리를 형성하는 데 〈동의보감(東醫寶鑑)〉에 "석가라는 것은 포(胞) 가운데가 접촉된 후 피가 뭉친 소치이다."라고 하였다. 증상은 "아랫배 부분이 돌과 같이 단단하고 임신한 것과 같으며 월경이 나오지 않는다."고 하였다.

자궁근종은 초기 특별한 임상증상은 없으나 어느 정도 진행하면 월경과다 혹은 부정출혈을 야기하는 수가 있으며, 월경통을 수반한다. 자궁근종이 커져서 자궁구를 막으면 심한 월경통과 월경불순을 초래할 수 있다. 근종은 여성호르몬을 먹고 자란다는 말처럼 호르몬의 영향을 받아 크므로 폐경 시기에서는 점차 줄어들게 된다. 그러니 무조건적인 수술이 능사가 아니라 한방치료로써 관리해주면 생리통과 과다출혈을 줄여나가면서 더 크지 않게 하거나 조금씩 줄여나가는 방법이 좋다.

한방에서의 치료는 극단적으로 자궁을 들어내는 방법이 아닌, 있는 상태에서 크지 않게 다른 고통없이 관리해 주는 것이 장점이다.

자궁근종을 예방하려면 쌓인 스트레스를 그때그때 풀어야 하며, 차가운 음식과 차가운 운동은 삼가야 한다. 이런 조건만 잘 지켜도 자궁은 건강하게 보호될 수 있다.

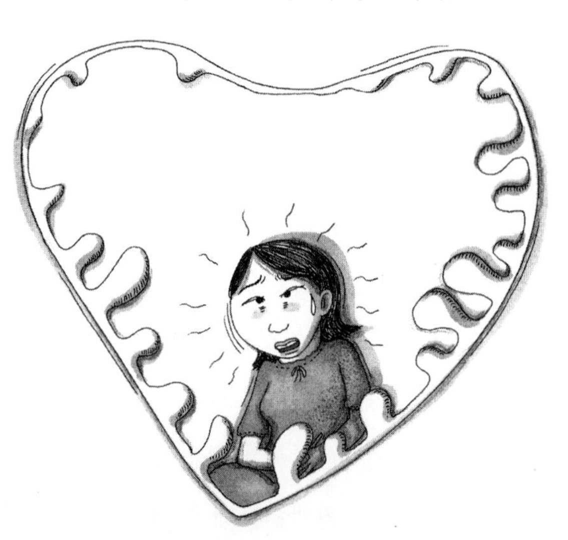

03_성숙한 30대 생리 이야기

자궁근종은 불임의 불씨!

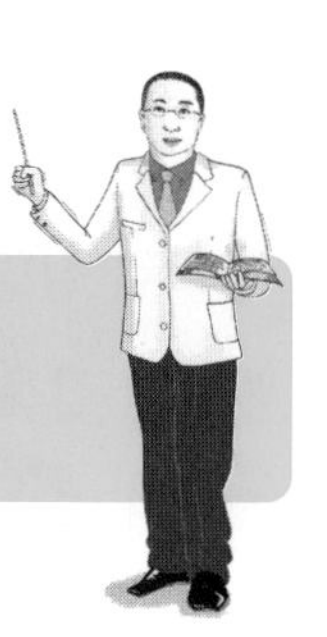

전남 여수에 거주하는 조** 씨는 30대 초반의 환자였다. 결혼 2년 차로 중절 수술의 경험이 2번 있었다. 3년 전부터 생리통이 심하고 덩어리가 검붉게 많았으며, 출혈량도 많아 생리 때만 되면 스트레스로 예민해져서 남편이나 주위 사람들한테 짜증을 많이 냈다. 본인 스스로도 힘들어서 병원 체크를 한 결과 점막하근종과 자궁선근종이 발견되었다.

근종의 크기가 4~5cm의 크기로 산부인과에서는 위치적으로도 임신이 어려울 거라면서 우선은 기다렸다가 수술을 해보고 시험관 시술로 임신을 유도하자는 말을 들었다.

그러나 혹시 다른 방도가 있지 않을까 하여 수소문하여 본원에 내원한 경우였다.

이런 경우 치료나 접근에 매우 조심스럽다. 그 이유는 임신을 위한 치료 혹은 임신이 되었을 때 호르몬 변화로 근종이 더욱 증대될 수가 있기 때문이다. 그런 후에 여성이 폐경이 되면 호르몬의 저하로 대개 근종은 위축되기가 쉬워진다.

그런 설명을 하고 우선은 더 이상 근종이 커지지 않도록 처방하여 3개월간 잡은 후에 내막을 조심스레 강화시키는 치료를 다시 3개월 진행하였다. 그 과정에서 생리의 상태는 점점 맑아지는 단계로 접어들었으며, 근종은 약간의 위축됨을 나타내 주었다.

난막 강화요법을 2개월째 하던 중 드디어 임신이 되었다. 운 좋게 근종과는 반대쪽에 자리를 잡아 크게 지장이 없어서 유산이 안 되도록 4개월 이상 약을 써가며 관리를 해주었다. 비록 9개월째 조산은 하였지만 별 탈 없이 아이가 태어나 기쁨을 안겨주었다.

☞ **진료실 Tip**

난막 강화요법이란?

하이미즈 한의원 박영철 원장의 자궁 치료기법인 난막 강화요법은 자하거를 이용하여 자궁 내막을 튼튼하게 하는 요법을 말합니다. 여기서 말하는 자하거란 동의보감에서 말한 인태반을 일컫는 말이며, 건강한 사람의 태반을 건조한 것을 말합니다.

태반은 모체의 혈액에서 산소를 공급받아 혈액에 확산하고, 태아의 혈액에 생긴 탄산가스를 모체의 혈액에 확산하는 등의 다리역할을 하는 장기입니다. 또한 특수 유해물질의 통과를 저지하여 유해물질로부터 태아를 보호합니다.

참고
하세요!

자하거의 모든것

자하거의 역사

- 기원전 400년 경 – 의학의 아버지 히포크라테스가 그의 저술 중에 태반의 약효를 해설함.
- 기원전 200년 경 – 진나라의 시황제가 불로장수의 묘약으로 이용함.
- 600~900년 경 – 당나라의 의학서 〈본초합유〉 안에 '인포', '포의' 라고 해 약으로서 취급됨.
- 155년 경 – 명나라 때 이시진이 쓴 〈본초강목〉에 자하거의 이름으로 다뤄짐.
- 1930년대 경 – 소련의 의대 교수인 필라토프 박사의 연구 – '조직요법' 은 환부에 냉장 보관했던 플라센타 조직을 매몰하여 병든 조직을 치유하는 방법.
- 1956년대 – '조직요법' 이 일본에 전해지면서 태반주사액을 개발하기 시작. 1956년 후생성으로부터 '멜스몬' 이라는 제품명으로 허가 취득하여 판매 시작함.

자하거의 성분

- 우리 몸에 꼭 필요한 트레오닌, 발린, 메티오닌, 로이신, 페닐알라닌, 리신, 아르기닌 등 필수아미노산 7종과 기타 아미노산 8종이 고농도로 함유되어 있습니다. 또 단백질이 가수 분해된 저분자 펩타이드들이 다량 함유되어 다양한 약리 작용을 나타냅니다.

- 자하거 가수분해물에 함유된 아미노산인 티로신, 페닐알라닌과 핵산의 일종인 우라실이 토코페롤 및 비타민 C보다 강력한 항산화 작용을 나타냄이 과학적으로 입증되었습니다. (출처 : J Health Science, 46(2), 117-125, 2000)
- 상처 부위에 작용하는 백혈구의 일종인 호중구를 돕는 NADPH라는 성분이 함

유되어 있어 신체의 상처치유 능력을 향상시키고 빠른 회복을 촉진합니다.
(출처 : J.Pharm, Biomed. Anal., 34, 1091-1098, 2004)

- 글리신, 프롤린, 히드록시프롤린으로 구성된 수종의 콜라겐 펩타이드가 다량 함유되어 있어 강한 항산화작용을 나타내며, 피부조직 재생 등에 도움을 줍니다.
(출처 : Placenta, 23, 497-502, 2002)
- 핵산염의 일종인 폴리데옥시뉴클레오티드(PDRN) 등 면역체계 활성에 작용하는 다수의 성분이 함유되어 있습니다.
(출처 : Int. J.Tiss.Reac., 3(3-4), 151-154, 1981)
- 점액 다당류의 일종인 히알루론산, 콘드로이틴 등이 다량 함유되어 있어 다양한 생리활성을 나타냅니다. (출처 : Carbohydr. Res. 10, 535-548(1969) / Korean J. Lab. Anin. Sci., 17(1), 59-64, 2001)
- 망간, 칼슘, 구리, 인, 철 등 인체에 필수적인 미량 무기질 원소와 포스파티딜콜린 같은 인지질, HGF 같은 각종 성장인자 및 비타민 등이 함유되어 있습니다.

● 자하거의 임상 효능

1. 호르몬 균형 회복 및 성선기능 개선 작용

난소를 적출한 실험동물에서 난소기능의 감퇴를 정상화시킴이 확인되었으며, 64명의 환자를 대상으로 한 임상실험에서 77%의 환자들이 성선기능 개선 효과를 보았습니다.

2. 갱년기장애 증상의 개선

일본에서의 임상시험 결과 1개월 투약 후 약 94%의 환자에서 전신권태감, 홍조, 불면증, 어깨결림, 요통 등 갱년기장애 증상이 개선됨을 보였으며, 1~4개월간 투약한 결과 대부분의 환자들에게 호르몬 균형이 회복됨을 보였습니다.

3. 피부 미백 및 주름제거, 탄력 개선

기미, 주근깨의 원인이 되는 멜라닌의 생성 과정을 단계별로 60% 이상 억제하여 잡티의 생성을 근본적으로 차단하며, 다양한 항산화 물질이 이미 생성된 멜라닌을 백색멜라닌으로 환원시킵니다. 또 천연보습인자 및 다양한 콜라겐 펩타이드들이 함유되어 피부의 주름과 탄력을 개선합니다.

4. 간기능 개선작용

주요 성분 중 하나인 간세포성장인자(HGF)가 손상된 간세포를 재생시켜 간기능의 회복을 촉진합니다. 만성 간기능 부전 환자를 대상으로 한 임상에서 GOT, GPT, ALT 등 수치의 향상을 보였으며 총 유효율은 76%에 달하였습니다.

5. 피로회복 및 자양강장

동물실험 결과 수영시간이 30% 이상 증가하는 등 강력한 항 피로효과를 보였으며, 실제 임상 사례에서도 80% 이상의 환자들이 확실한 피로회복 효과를 보인다고 응답했습니다.

6. 염증 및 통증 개선작용

고유의 항산화 효과 및 세포재생 촉진작용으로 염증 및 통증을 효과적으로 개선합니다. 변형성 관절증에 대한 임상결과 약 70%에 달하는 환자들에게 유효함을 보였으며, 만성적인 무릎 관절통을 호소하는 환자들을 대상으로 시험한 결과 최대 80%의 통증 개선 효과를 나타냈습니다. 또 동물실험에서도 스테로이드 제제(인도메타신)보다 높은 항염효과를 나타냈습니다.

● 난막 강화요법은?

불임환자들에게 난소의 기능이 좋아지며, 자궁내막을 향상시키는 탕약(궁소보태탕)과 더불어 자하거요법을 경구로 병행한 결과, 환자 300례의 임상을 토대로 다음과 같은 결론을 얻을 수 있었습니다. 배란을 도와주는 에스트라디올(E2)의 수치는 30대 불임환자의 경우 평균 생

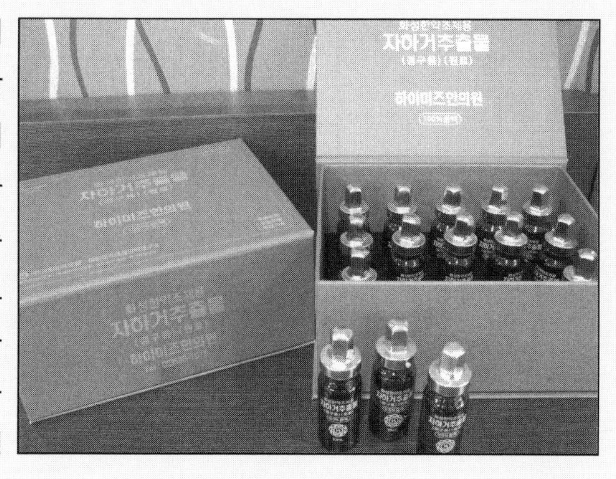

리 전(난포기) 27~33ng/ml, 배란기 48~57ng/ml, 생리 후(황체기) 21~25ng/ml로 나타났습니다.

40대 불임환자는 평균 생리 전(난포기) 20~30ng/ml, 배란기 40~46ng/ml, 생리 후(황체기) 18~20ng/ml의 상승 변화가 있었습니다.

이는 실제로 난포의 크기에도 영향을 주어, 난소의 기능이 저하되어 평균 6mm였던 난포의 직경이 19mm 정도로 커지는 결과로 이어졌습니다.

자궁내막을 두텁게 하고, 착상을 도와주는 프로게스테론의 수치는 30대의 경우 평균 배란 후 55~61ng/ml, 40대의 경우 평균 배란 후 40~50ng/ml의 상승 변화가 있음을 확인하였습니다. 이로 인해 자궁내막은 5~6mm였던 상태가 8~11mm 정도로 두터워졌으며, 내막이 많이 두터워지지 않았던 환자도 내막의 점도 증가로 착상력이 좋아진 결과가 나타났습니다.

이는 탕약과 병행하는 자하거의 경구 복용법이 실제 자궁과 난소의 생식기능을 호전시켜준다는 결과로서 불임환자의 치료에 더욱 적용시켜 볼 수 있는 방법입니다.

03_성숙한 30대 생리 이야기

자궁이 커졌어요! 자궁선근증

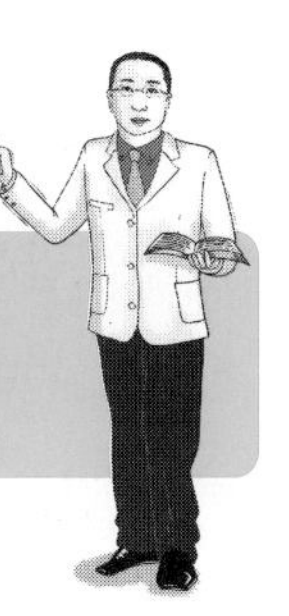

자궁선근증(子宮線筋症)은 자궁 근육 조직 내에 평활근이 아닌 내막 조직이 자라는 것으로 자궁이 비정상적으로 커지는 특징이 있다. 정상 자궁의 평균 무게가 보통 50g 정도인데 자궁선근증이 있으면 무게가 125g 정도로 무거워진다.

선근증의 발생 연령은 40~49세의 연령이나 폐경기 전후에 가장 흔히 나타나며, 그 비율은 경산부가 비경산부보다 많다. 즉 결혼 초기의 가임기 주부에 비하여 약 4배 정도 높다. 이런 점으로 보아 선근증은 연령, 다산, 자궁내막 손상과 깊은 관계가 있음을 알 수 있다. 가장 일반적인 증상은 생리통이 상상을 초월할 정도로 심하고 빈혈과 극도의 신경과민증상을 나타낸다.

자궁선근증은 자궁 내막 조직이 자궁근육층 내에 침윤하여 자궁벽이 두꺼워지는 질병으로 자궁근종과는 달리 특별한 결절은 생기지 않는다.

자궁선근증을 한의학적으로 고찰해보면 복강 내의 장기 및 기관에 발생하는 유형적인 병변인 적취(積聚)의 범주에 속한다고 할 수 있을 것이다. 여기서 말하는 '적'과 '취'는 각기 고유한 개념을 지니고 있다. '적'이라 함으로 원래 적(跡)과 같은 뜻으로 담혈(痰血)과 같은 고형성분의 울체를 말하며, 일정한 형태의 병변을 형성한다.

'취'는 서(緖)와 같은 뜻으로 기(氣)와 같은 무형성분이 모여 유형적인 병변을 초래하나 그 형태가 불규칙하게 나타나는 경우를 말한다.

한의학에서는 자궁선근증을 명확히 표현하지 않는다. 그러나 한의학의 기본치료인 조경(調經), 순기(順氣), 활혈(活血) 등은 여성 성기에 발생한 종양물에 대한 치료법이 될 수 있으므로 자궁선근증의 치료법도 이에 준하게 된다.

보통 병원에서는 폐경기가 오면 자궁근종이나 자궁선근증은 더 이상 성장하지 않기 때문에 폐경기까지 방치해두다가 그래도 불편하면 자궁을 들어내는 적출수술을 행하는 경우가 대부분이다.

그렇지만 한의학적인 치료방법에서는 어혈을 풀어주는 탕약과 난소와 자궁근층, 내막을 조절하는 한방좌약과 내복약을 투약하여 정상적인 자궁으로 되돌려 놓을 수 있다. 또 내부적인 투약으로 전체적인 기능을 되살려 놓을 수 있으므로 다른 내분비질환에도 도움을 줄 수 있다.

특히 선근종으로 인한 임신장애는 크기가 무척 커지지 않는 한 크게 걱정하지 않아도 되므로 내막 상태 위주로 개선을 한 후 임신을 시도하면 성공률이 높아진다.

03_성숙한 30대 생리 이야기

결혼생활의 천적! 냉증

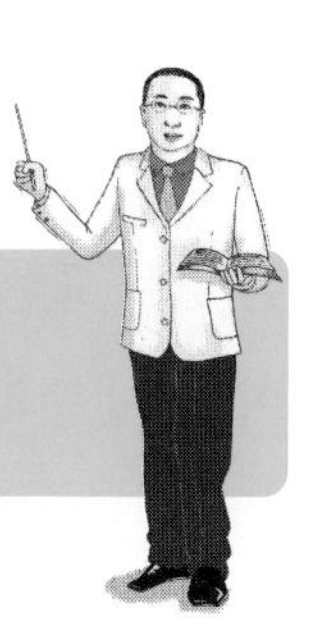

여성의 냉증을 통계적으로 보면 결혼한 여성에게 많이 나타나며, 폐경기나 갱년기 여성, 평소 월경 이상이 있는 여성에게서 최근들어 더욱 증가하는 추세다.

미혼여성에게는 질 염증이 잘 생기지 않으나 결혼생활을 하다보면 임신, 출산, 성관계 등으로 질염이 잘 생기게 된다. 일단 질염이 생기기 시작하면 치료를 받을 때는 증상이 좋아지다가 치료를 받지 않으면 또 다시 냉이 흘러나온다. 그렇기 때문에 재발을 막기 위해선 원인을 찾아 충분히 치료를 받는 것이 중요하다.

산부인과 영역의 냉증 발생빈도는 월경 이상이 33%, 갱년기 증상이 62%, 자궁부속기질환(자궁근종, 선증, 난소낭종)이 68%를 차지한다.

부인과적인 만성염증을 치료하는 데 항생제를 투여해도 다시 재발하는 이유는 국소적 염증 치료로 일시적인 균만을 소멸하므로 그 부위의 기능이 떨어져 면역력이 없어지면서 다시 냉증을 유발하기 때문이다.

한의학에서는 냉증을 전신적인 순환장애의 일종으로 보고 있다. 다른 말로 표현하면 혈허(血虛)라고 하는 데 이는 '피가 차고 부족하다'는 뜻이다. 냉증의 부위와 빈도를 보면 수족냉증 50%, 하복부 30%, 허리 10%, 무릎 8%이며, 보통은 한 부위에서 나타나고 동시에 여러 부위에서 냉증을 호소하기도 한다.

냉증의 원인이 되는 질환을 살펴보면 소화기 계통에는 중기허약, 비기부족, 만성 소화불량, 설사, 장기능 부족으로 인한 혈액순환 장애 등이다.

생식기 계통은 월경불순, 만성질환, 자궁부속기질환, 임신중절을 여러 번 한 경우, 늦게 결혼하여 불임인 경우 등도 냉증을 유발하는 원인이다. 간기울결, 간양상항 등 스트레스를 많이 받는 사람의 경우는 간기능 저하로 인한 냉증을 앓기 쉽다.

이에 대한 치료는 소화기 계통의 냉증은 복부를 따뜻하게 하여 기능을 살려준다. 생식기 계통은 생식기에 남아있는 병적인 혈흔을 제거하여 생리를 순조롭게 해주며, 간계통은 어떤 이유로 해서 막히거나 쌓인 기를 풀어주어 치료한다.

03_성숙한 30대 생리 이야기

돌연히 하혈을 해요! 붕루증

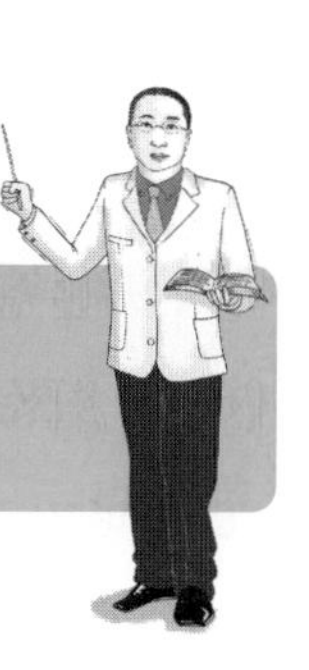

붕루는 혈붕(血崩), 혈루(血漏)의 뜻으로 여성 성기의 비정상 출혈을 말한다. 붕(崩)은 돌연히 폭주하는 하혈을 의미하고, 루(漏)는 지속적으로 소량씩 떨어지는 하혈을 의미한다. 붕과 루의 외적 상황은 다르나 상호간에는 밀접한 관계가 있어서 급격한 붕에 이어 루가 뒤따르기도 하고, 혹은 장기간에 떨어지는 하혈이 지속되다가 급격한 혈붕을 초래하기도 하므로 두 가지는 기본적으로 동일한 병증이라고 할 수 있다.

광의의 성기 출혈에는 외성기출혈도 포함되나 일반적으로 성기출혈이라 하면 내성기출혈을 지칭한다. 이것은 질출혈과 자궁출혈로 구분할 수 있다. 한의학의 문헌에서 '태루(胎漏)'라 한 것은 임신부의 성기출혈이고 산후출혈이란 산모의 출혈이며, 붕루라고 표현한 것은 부인과의 성기출혈을 총칭한 것이다.

자궁의 이상 출혈은 출혈기전에 따라 부정출혈과 기능성출혈로 구분한다. 부정출혈(不定出血)이라 함은 배란이나 월경과는 직접적으로 관계없이

야기되는 자궁출혈로 주로 자궁점막의 병변에 의하여 점막혈관이 파열되기 때문에 나타난다. 기능성출혈(機能性出血)이란 배란이 이루어지지 않고 난포의 활동이 계속되어 난포호르몬이 장기적으로 분비되기 때문이다. 그 결과 자궁점막이 비후된 채 무월경이 되어서 점막조직이 혈액의 충만을 감당할 수 없어 파열되어 일어나는 이상 자궁출혈이라 할 수 있다. 이는 자궁점막 자체의 병변에 의한 것이 아니므로 난소 주기가 바르게 조절되면 치유될 수 있다.

고서에 "붕루병은 대개 충임맥이 허손하거나 기타 원인으로 혈을 통제하는 기능이 장애되어 나타난다."고 하였는데 이는 곧 기능성출혈을 말한다.

이상 자궁출혈을 일으키는 주요한 질병으로는 자궁암, 자궁근종, 월경이상, 특히 기능성 출혈, 용종(폴립), 성기염증, 악성융모상피종, 초기유산, 자궁외임신, 자궁질부미란 등이 있다.

03_성숙한 30대 생리 이야기

걸핏하면 재발하는 자궁경부 폴립

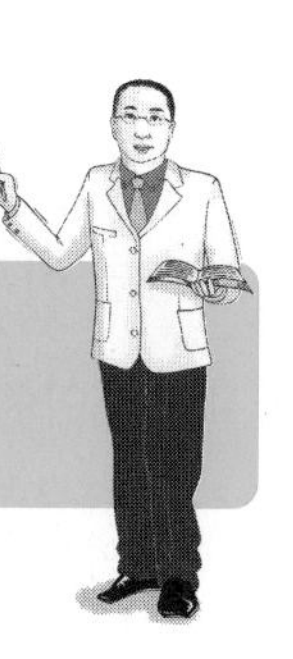

자궁경부 폴립은 자궁체부의 내막이나 자궁경부의 일부분이 증식되어 붉고 부드럽고 출혈하기 쉬운 종양이 되어 외자궁구로부터 나오는 병을 말한다.

보통 성인 여성의 5% 정도에서 발견되며, 크기와 수는 다양하다. 크기는 쌀알 만한 것에서부터 엄지손가락 만한 것도 있다. 색은 붉고 부드러워 출혈하기가 쉽다.

보통 자궁경부 폴립은 증상이 없으며, 잘 발견되지 않으나 큰 폴립은 섹스한 뒤나 격렬한 운동을 한 뒤 배뇨, 배변 시에 가끔 출혈이 있다. 또 월경 중간기에 소량의 출혈이 속옷에 묻는 경우도 있다. 원인은 자궁경부의 염증이나 호르몬의 작용 때문으로 알려지고 있다.

양방적 치료는 폴립이 다발성이고 자궁경관을 막고 있을 경우에는 자궁경관을 확대해서 제거하고 소파수술을 해주는 것이 일반적인 방법이다. 제거된 폴립과 주위 경관조직을 병리 검사하여 반드시 암의 여부를 확인해야 한다. 자궁경부 폴립은 자궁경관 내부의 원주상피세포 단층으로 이루어져 있는데 폴립의 끝부분은 궤양 및 울혈이 있는 경우가 대부분이어서 이것이 자궁출혈을 유발한다.

자궁경관 폴립이 가장 잘 발생하는 연령은 40~50대이나 20대 여성에서부터 노년까지 폭넓게 나타난다. 또 임신 중인 여성에게도 볼 수 있다. 폴립이 커졌을 때는 입원하여 수술하는 경우도 있다. 임신 초기의 여성에게 폴립이 생기면 출혈이 많아지기 때문에 절제하지 않고 그대로 두기도 한다. 그러나 이 경우에도 세포를 조사하는 세포검진을 한다.

자궁경관 폴립은 절제해도 재발하기 쉬우며, 재발할 때마다 절제한다. 적출한 폴립은 암이 아니라는 것을 확인하기 위해 반드시 조직 검사를 한다.

한의학적으로 자궁경관 폴립이라는 병명은 없지만 주로 여성의 하복부 성기 및 그 주위에 발생하는 고유한 종괴인 징가, 장담(腸覃), 석가, 혈고(血蠱) 등의 범주에 속한다고 볼 수 있다.

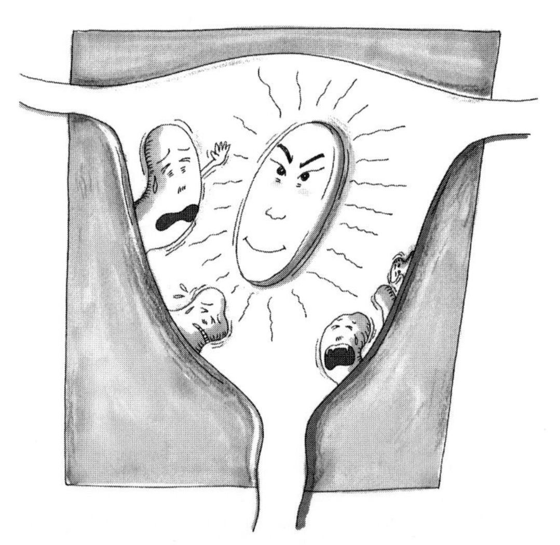

그 원인은 어혈과 습담이라는 표현을 써서 치료될 수 있다. 이는 모두 비위가 허약하고 기혈이 약한 현상이므로 만약 덩어리들만을 없애는 약을 사용하면 질병

이 일시적으로 치료되는 듯 하지만 정기가 손상되므로 기혈을 보하면서 종괴(腫塊)를 제거하는 방법을 사용한다.

치료는 습담을 없애고 동시에 자궁내 정체된 어혈을 제거하기 위하여 혈액순환을 돕는 약물을 위주로 처방한다. 한방좌약을 자궁경부에까지 삽입시켜 질과 자궁 속에 약 20시간 동안 있게 하면 질과 자궁의 온도에 의해서 약효가 자궁경부와 자궁 내부, 나팔관, 난소에 침투하여 이물질들을 외부로 배출시켜 주기 때문에 외과적인 수술이 아닌 방법으로도 효과를 볼 수 있다. 아울러 온습포요법(溫濕布療法)을 병행하면 예방 및 치료에 도움이 된다.

03_성숙한 30대 생리 이야기

여성병의 중심 '자궁내막증'

자궁내막증이란 자궁 안에만 있어야 할 자궁내막 조직이 자기 본분을 망각하고 자궁의 바깥인 자궁 표면, 난소, 나팔관, 장, 방광 등에 뿌리를 내리고 증식하거나 드물게는 폐에도 이동하여 자라는 현상을 말한다.

자궁내막증의 증상은 생리통이 심하며, 성교통과 불임의 원인이 된다. 또 유산 후유증으로 인해서도 생길 수 있다. 자궁내막증의 원인에는 여러 가지 학설이 있다. 월경할 때 월경혈이 난관을 통해 역류해서 골반 내에 퍼진다는 설, 골반 복막 자체의 이상으로 생긴다는 설, 월경 시에 자궁내막 세포가 혈관이나 임파관을 타고 퍼진다는 설 등이다.

한의학적인 관점에서 보면 부인병은 크게 경(經), 대(帶), 태(胎), 산(産)으로 나누어 설명하고 있다. 다시 말하면 월경병, 생식기병, 임신병, 산후병이 바로 그것인데 이 4가지 부분은 모든 여성의 고유한 생리적 특징과 병리적 측면을 동반하며 밀접한 관련을 맺고 있다.

그런데 자궁내막증은 이 네 가지 병에 모두 속한다. 월경병이라 함은 자궁내막증 환자가 심한 생리통을 경험하는 것이고, 생식기병으로는 성교통이 해당되며, 임신병으로는 약 30~50%에서 불임증의 원인을 제공하며, 산후병으로는 유산 후유증을 들 수 있다.

한의학에서 자궁내막증이라는 용어는 고문헌에서는 물론 찾아볼 수 없다. 그렇지만 자궁내막증과 관련되는 부분을 찾으면 다음과 같다.

복강 내의 장기 및 기관에서 발생하는 기질적인 병변을 적취(積聚)라고 통칭한다. 자궁내막증은 적취 중에서는 적에 속한다. 적(積)은 담혈과 같은 고형 성분이 차츰 쌓여서 형태를 이룬 것이며, 주로 오장에서 발생하고 음(陰)에 속한다. 또한 시작하는 출처가 일정하며 통증도 고정된다.

자궁내막증 역시 자궁내막에서 원인이 발생하며, 월경이 시작되면 내막조직이 증식한 부분에서 같이 출혈되므로 통증이 고정된다. 성상과

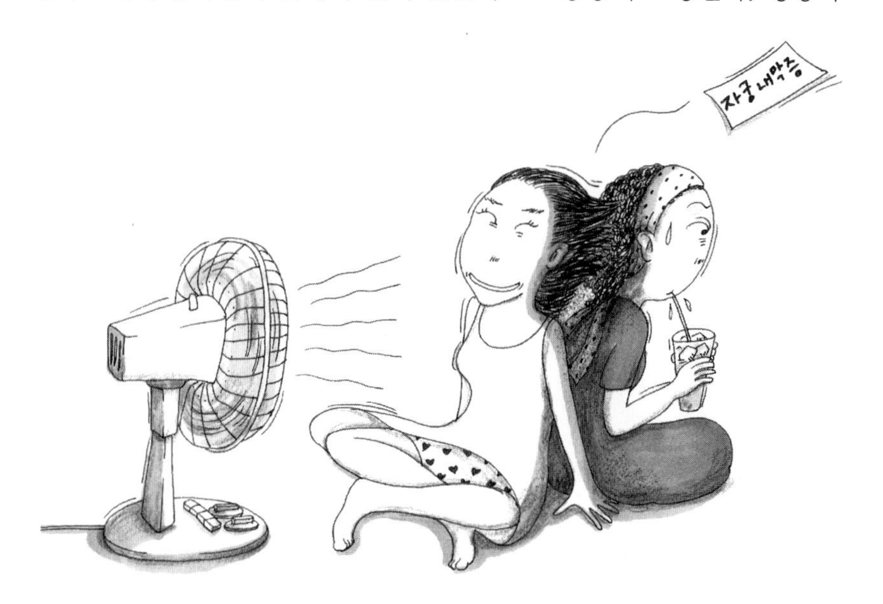

형태에 따라 분류해보면 '현벽'과 '징가'에 속한다. 현벽이라 함은 심폐(心肺)에서 생기는 유형적인 병변인데 자궁내막 조직이 드물게는 폐(횡격막)에까지 이르게 되는 것으로 발생하는 이치가 동일하다. 징가에 속한다 함은 자궁내막 조직이 주로 하복부에 위치하며, 여성의 생식기에만 발생한다는 점이다.

자궁내막증의 한방적인 원인에는 크게 풍냉(風冷)과 식상(食傷)을 들 수 있다. 여성이 평소에 찬 음식을 많이 먹거나, 몸을 차게 하였거나 찬바람을 많이 쏘이게 되는 경우를 말하는데 특히 생리 전이나 생리 중에 하복부를 차게 하는 일은 생리혈의 배출을 차단하여 자궁내막증을 쉽게 유발시킬 수 있다.

자궁내막증으로 인한 불임 극복한 체험례

(박은*, 77년생, 서초구 거주)

평소에 생리통이 무척 심하여, 2004년 8월에 자궁내막증으로 진단을 받아 양측 난소 부위를 수술하고, 피임약으로 악화되지 않게 처치하던 중, 2006년 초에 다시 내막증이 재발하였습니다.

다시 수술하기에는 난소가 많이 약화되기에 위험 부담이 커 미루고 있던 차에 2007년 1월 5일 내원하였는데, 이때 좌우 난소의 혹 크기가 3cm, 4cm였습니다. 소화도 잘 되지 않고, 생리 시에 통증과 더불어 덩어리도 무척 많이 나오고, 전신의 피로감, 오한 등이 심했습니다.

난소기능 약화로 난자의 질이 저하되는 상황이었고, 내막증이 생길 수 있을 정도라 내막에도 어혈소견이 많았습니다.

치료의 방향을 잡을 때 임신이 우선순위라서 내막증으로 인한 혹을 조금씩 줄이고자 했고, 약화된 난소기능과 내막의 회복에 비중을 더 두면서 치료를 시작하였습니다.

운동과 병행하여 조리하도록 하였는데, 의외로 빠르게 좋아져서 1월의 생리 시에 통증과 생리상태가 호전되었고, 내막의 상태도 두터워짐이 감지되었습니다. 2월의 생리 때에도 더욱 편해졌고, 혹들의 크기도 1cm 정도씩 줄어 있어서, 바로 2월 생리 후 배란일 시도를 권했으며, 그 결과 너무도 빨리 3월 13일 임신 확정 소식을 전해주었습니다. 내막의 상태가 불안정하므로 착상을 돕고 안태하는 단계로 바로 이어주었습니다.

03_성숙한 30대 생리 이야기

임신의 걸림돌 '자궁내막염'

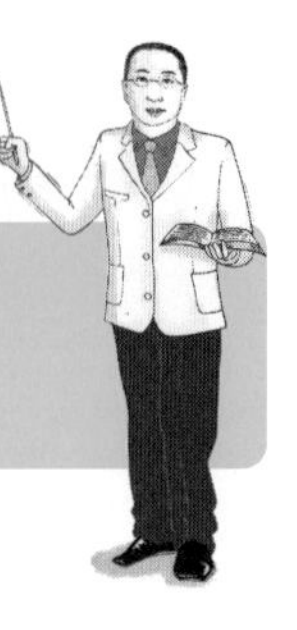

자궁내막이란 자궁의 안쪽을 덮고 있는 마치 카펫과 같은 부드러운 점막을 말한다. 정자와 난자가 나팔관에서 수정하면 곧바로 자궁내막에 착상하여 임신이 된다. 임신이 아닌 경우에는 주기적으로 자궁내막이 탈락되어 배출되는 데 이것이 월경이다.

자궁 내막에 여러 가지 원인으로 세균 등이 감염되어 염증을 일으키는 것이 자궁내막염이다. 유산 후나 분만 후 내막염에 걸리는 일이 많은데, 내막이 탈락된 상태에서 세균이 침범하면 쉽게 염증이 생기기 때문이다. 또 피임을 위하여 루프를 착용하고 있는 동안에도 내막염에 걸리기 쉽다. 이외에도 생리 후 일시적으로 자궁 내부의 저항력이 약해져 염증이 생길 수도 있다. 내막염 증세가 심하면 하복통과 요통, 골반통이 생기며, 걸을 때나 배뇨·배변 시에는 허리 전체에 통증이 퍼질 수 있다.

자궁내막염은 급성과 만성으로 나눈다. 급성 자궁내막염의 원인으로는 크게 임균에 의한 임균성 염증질환과 분만이나 유산 후에 다발하는 화농성 염증질환 및 결핵성 염증질환 등의 세 가지로 나뉜다.

➔ 임균성(淋菌性) 염증질환

원인은 임균에 의한 염증질환으로 보통 요도나 외음부 또는 질 부위에 존재하는 분비선에 염증이 생기게 되어 점차로 상부의 성기인 자궁까지 퍼지게 되며, 심하면 나팔관에 난관염을 일으키기도 한다. 주요 증상으로는 월경 중이나 월경 직후에 악화되는 경우가 많고 주로 하복부나 골반 내에 심한 통증이 있다.

➔ 화농성(化膿性) 염증질환

주로 분만 후나 인공유산 후에 나타나며, 포도상구균과 연쇄상구균이 염증의 원인이 된다. 자궁 경관부를 통해서 퍼지게 되는데 정맥이나 임파선 등을 타고 염증을 유발한다. 증상으로 전신증상이 나타나 몸이 아주 쇠약해지며, 회음부나 질부에 국소적 손상이 있게 되고 자궁부속기 침범 시에 불규칙한 덩어리가 만져지기도 한다.

➔ 결핵성(結核性) 염증질환

주로 만성 자궁내막염의 대부분을 차지하며, 여성에게 있어 임신율을 낮추고 난관이 막히거나 손상을 주어 불임의 원인이 될 수 있다. 이 밖에 만성 자궁내막염의 원인균으로는 일반 세균, 마이코플라즈마가 있다. 자궁내막염에 걸리면 가능한 안정을 취하고 목욕이나 성관계는 피하는 것이 좋다. 분만이나 유산 뒤에 생기는 자궁내막염은 자궁 속에 태

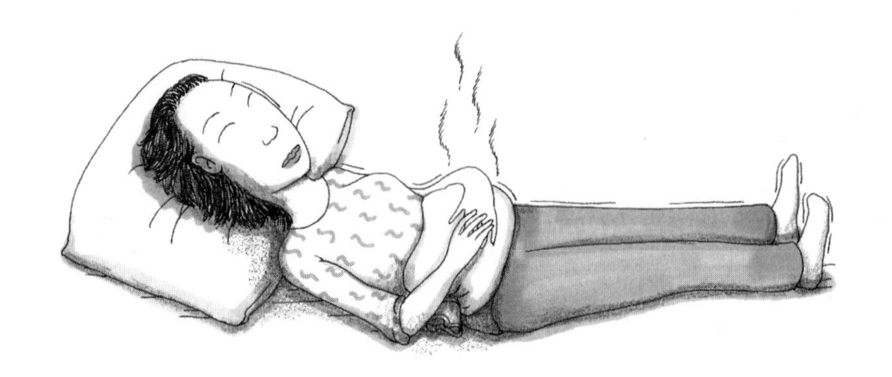

반이 남아있는 것이 원인이 될 수 있으므로 이 경우에는 노폐물과 어혈을 깨끗이 제거하고 자궁수축력이 뛰어난 청혈제어탕을 사용한다.

이상에서 살펴본 자궁내막염은 급성 맹장염이나 급성 신우신염, 난소낭종이 화농되었을 경우와 증상이 비슷하여 감별하기 곤란한 경우가 많으니 주의가 요망된다.

치료는 신체에 생긴 염증이므로 안정과 청결이 중요하고 심한 통증이 나타나면 진통제로 통증을 줄여나가며, 심할 경우 수술요법이 필요하기도 하다. 그러나 급성기에는 수술을 피한다.

한방적으로 자궁내막염은 출산 후 산욕기에 오로(惡露)가 깨끗하게 빠지지 않아서 남아있던 물질에 영향을 받거나 청결하지 못한 생활로 인해서 세균에 감염되거나 오염되어 유발하는 것으로 본다.

오로(惡露)는 산욕기에 자궁 및 질에서 배설되는 분비물이나 삼투액을 말한다. 주로 자궁내막에 생긴 창상으로부터의 분비물이 배설되는 것이며 경관, 질, 전정의 분비물 등이 혼합되어 있으므로 오염이나 세균 등에 감염되기 쉽다. 또한 평소 간신(肝腎)기능이 약해 자궁의 면역력이 저하된 여성이 루프 삽입이나 유산수술 후 내막에 상처가 나서 쉽게 아물지 않은 상태에서 이차감염으로 유발되기도 한다.

치료는 정신적인 안정 및 청결이 우선이고 자궁 및 하복부 장기를 따뜻하게 유지시키기 위한 온습포요법을 이용하기도 한다. 사상자나 고백반 달인 물로 질과 생식기 주변을 세척하거나 수증기를 쏘여준다.

또 간신기능의 회복을 통해서 주변 장기의 불균형 해소에 도움을 줄 수 있는 한약을 복용하여 면역력을 증강시킨다. 이때 자궁 속의 어혈을 청소시키는 한방좌약과 수증기를 쏘여주는 훈증요법 등을 겸하고 아울러 중극, 관원, 기해, 신궐, 중완, 삼음교 등에 뜸과 침요법을 병행하면 효과적이다.

소변이 콸콸~ 나오지 않아요! 방광염

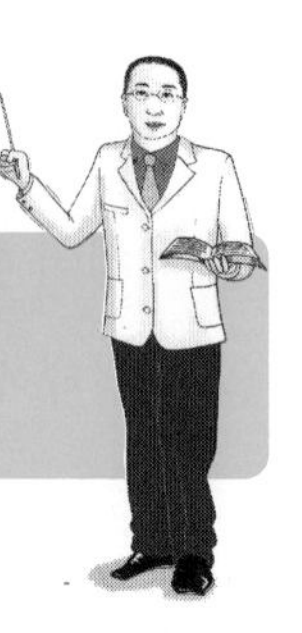

방광염에 걸리면 소변을 보고 싶어 화장실에 가도 적은 양의 소변만 배출될 뿐만 아니라 처음 소변이 나오기 시작할 때 불쾌감이 있거나 몹시 아프고 심한 경우는 하복부까지 뻐근해진다. 흔히 방광염의 3대 증상은 잦은 소변, 통증, 농과 같이 배출되는 소변 등이다.

여성의 비뇨기는 생식기와 매우 가까이 위치해 있으므로 쉽게 방광염에 걸릴 수 있다. 여성이 남성보다 방광염에 잘 걸리는 것도 이런 이유 때문이다.

여성의 경우 20세가 넘고 성적으로 활발해지면 방광염에 걸리는 경우가 비일비재하다. 여성의 요도는 남성에 비해 짧기 때문에 병균이 요도에 침범하기 쉽다. 몸의 상태가 정상인 여성에게는 대장균이 외음부나 요도 입구에 나타나지 않는데 만일 인체의 면역기능이 떨어졌다든지 소변을 너무 참았다든지 과로를 했거나 감기 등으로 몸의 저항력이 쇠약해졌을 때 쉽게 병균이 요도로 침입하면 방광염을 일으키게 된다.

경우에 따라서는 성관계를 할 때마다 요도 입구가 자극을 받음으로써 병균이 방광으로 침입하는 경우도 생긴다. 또한 강한 세제나 향수가 요도에 염증을 일으키고 이와 같이 주변부의 저항력이 약화되면서 방광염이나 칸디다성 질염에 걸릴 수도 있다. 또 성병이 요도로 침범할 경우 재발을 잘하는 방광염을 일으키기도 한다.

방광염의 증상을 살펴보면 갑자기 소변이 잦아지며 탁하고 소변을 볼 때 통증을 느낀다. 아랫배가 뻐근하기도 하고 심하면 소변 끝에 피가 섞여 나오기도 한다. 급성 방광염을 치료하지 않고 방치하면 신우신염으로 진행될 수도 있으며, 신우신염이 생기면 높은 고열과 오한이 난다. 또 문란한 성생활이 오래 지속되거나 요도가 자극을 받았거나 성교 테크닉이 부족한 경우, 각종 질염을 앓는 경우에도 방광염에 걸릴 수 있다.

양방에서의 치료는 주로 항생제를 복용하도록 하며, 자꾸 재발하거

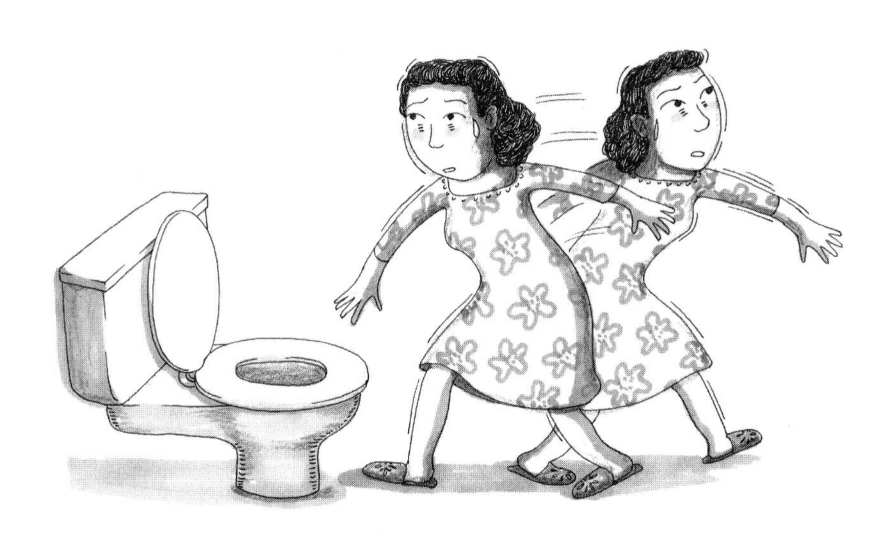

나 6개월 이내에 두 번 이상 걸린 경우에는 성관계 후 증상이 없더라도 예방을 위해 항생제를 소량 복용하도록 한다.

그러나 한방적인 치료방법은 습열(濕熱)이 하초(下焦)에 모여서 축적되고 저장되는 것을 발병 원인으로 보고 청열이습(淸熱利濕), 청열보음(淸熱補陰) 시키는 방법으로 치료하고 있다. 만성방광염은 여성의 질과 요도 사이에 만성염증을 일으키고 주변부를 약화시킨다.

이와 같은 기능적인 저하를 수반하는 질환에는 한약이 뛰어난 효과를 발휘한다. 또 한약은 전반적인 조건개선으로 세균성, 비세균성 모두 잘 치료되고 있으므로 투약 후 재발하지 않는 특성이 있다.

03_성숙한 30대 생리 이야기

혹시 당신은 석녀? 불감증

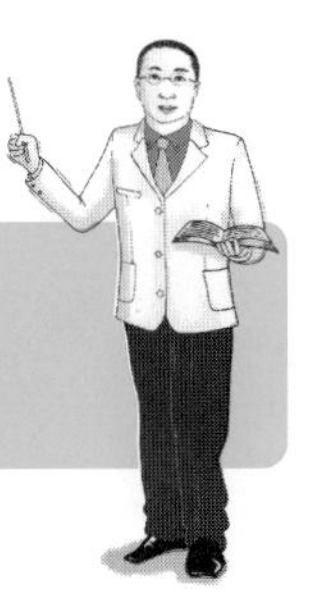

불감증이라 하면 중년 여성들에게 고민거리를 안겨주는 말하기 곤란한 여성질환 중의 하나다. 일반적으로 아이를 낳고 난 후 기질적으로 질의 수축력이 떨어져서 생길 수 있으며, 아이를 출산하지 않은 주부들에게도 발생할 수 있다.

최근에는 결혼 초기에도 성감을 느끼지 못하여 찾는 이들도 상당하다. 진정한 결혼생활의 즐거움을 느껴야 할 나이에 오히려 성생활이 고통스럽거나 전혀 느낌이 없는 경우는 상담과 치료를 받아보는 것이 좋다.

성의 개방화 물결과 남녀의 성차별이 점차 좁혀지면서 자신의 감정을 숨기지 않고 떳떳하게 표현하는 것은 솔직하고 바람직한 현상이라고 볼 수 있다. 물론 최근에 이런 증상이 갑자기 늘어난 것은 아니라고 본다. 예전에도 대다수 여성들에게 불감증상이 있었겠지만 여성들이 쉽게 드러내놓고 말하지 못하였기 때문이다. 요사이는 신세대 주부나 중년 부인들이 어깨를 펴고 들어와 아무 거리낌 없이 자기의 고민을 털어놓

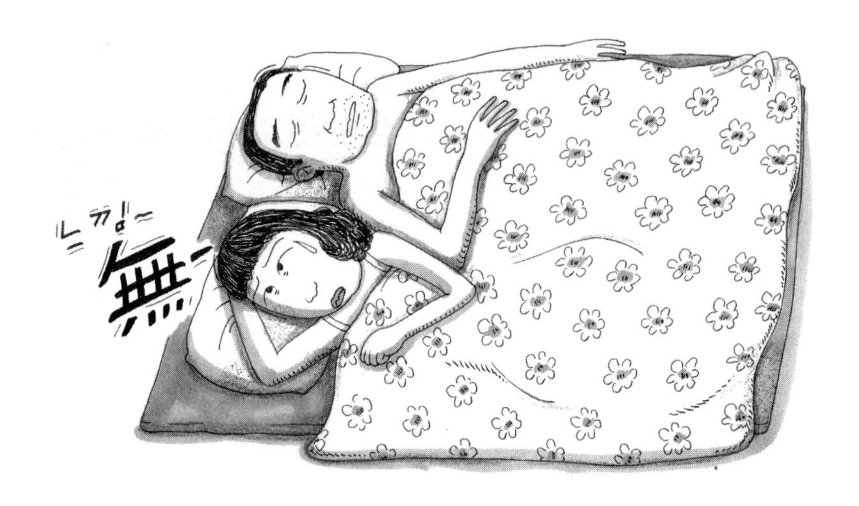

고 치료를 받는다.

불감증은 성생활 시 전혀 쾌감을 느끼지 못하는 여성들이 나타내는 증상을 말하지만 일반적으로는 오르가즘을 느낄 수 없는 여성부터 성교통, 성생활을 할 수 없는 경우까지 폭넓은 의미로 사용되고 있다.

성생활을 할 수 없는 경우를 한방에서는 질경(膣經)이라 하는데 성생활 시 질의 근육 및 골반의 근육들이 경련을 일으키며 통증을 동반하게 되는 것을 말한다.

질경의 원인은 윤활유 역할을 하는 질내 분비물이 부족하기 때문이거나 자궁의 근종 및 자궁선근증으로 자궁이 딱딱하게 굳어 있기 때문으로 볼 수 있다. 그리고 정신적 자극으로 인해 여성 하복부의 기능이 떨어져 위축이 된 경우도 불감증의 원인 중 하나로 생각할 수 있다. 또, 여성호르몬의 저하로 성기능이 약화되거나, 자궁 내 질환에 원인이 있는 경우도 많다.

이와 같이 늘어진 질과 딱딱해진 자궁으로 인하여 나타나는 중년 여성의 불감증은 한의학적인 치료로 제 모습을 찾게 시도하는 방법을 연구하고 있다. 난소기능이 강화되어 여성호르몬의 분비가 좋아지면 자궁이 달라지고, 신체 전반이 건강해지고 특히 아름다운 피부와 모발, 그리고 한층 젊어진 모습으로 변모시켜 준다. 여성의 내분비 계통의 치료에 대한 한의학의 우수성은 아무리 강조해도 지나침이 없을 것이다.

그러므로 불감증으로 고민하고 있는 여성이나 성생활 시 불결함을 느끼는 여성은 무조건 참고 있을 것이 아니라 용기를 내어 치료를 받아야 한다.

난막 강화법으로 불감증을 치료해 보면 한 달 안으로 질 분비물이 늘어 질 건조가 해결되고 성교통이 없어지며 성감이 좋아진다.

03_성숙한 30대 생리 이야기

듣기 좋은 콧노래가 아니에요! 음취증

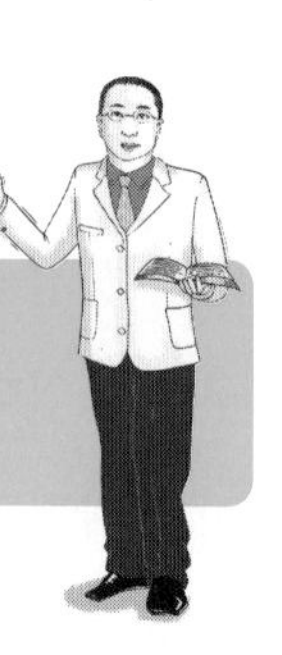

음취(陰吹)란 여성의 질에서 소리가 나는 것을 말한다. 여성병 중에 흔치 않은 병이지만 간혹 임상례가 발생하고 있다. 음취는 외성기병 중 음호병(陰戶病)에 속하는 질환이다. 음호라 함은 외음부와 질강을 포함한 외부 성기를 지칭한다.

음호병에는 음종(陰腫), 음통(陰痛), 음양(陰痒), 음창(陰瘡), 음치(陰痔), 음냉(陰冷), 음취(陰吹), 음정(陰挺), 음탈(陰脫), 교접출혈 등 여러 종류가 있다. 주요 원인으로는 평소 기름진 음식과 음주과다 등으로 습열이 발생해 아래로 흘러 생기는 습열하주(濕熱下注)와 분만 시 힘을 과다하게 써서 나타나는 용력과다(用力過多), 기허하함(氣虛下陷), 위기하설(胃氣下泄) 등이 대부분이다.

이중 음취라 함은 여성의 음호에서 소리가 나는 것을 말하며, 흔치 않은 병이므로 생소하며 일반인에게는 잘 알려지지 않은 증상이다.

음취증이 생기는 것은 출산을 많이 했거나 몸이 약한 경우에 비위를 비롯한 소화기 계통의 기능이 약해서 발생한다. 또 음식물이 소화 흡수되어 맑은 기운이 입, 귀, 코 등으로 상승하는 과정에 장애가 생겨 경락의 기혈이 올바른 순환을 하지 못하고 뭉쳐서 아래로 내려가 음호 중에서 소리가 나게 되는 것이다.

음취의 증상은 그 소리가 마치 곡도(穀道)의 실기(失氣), 즉 방기와 같고 심하면 연속적으로 소리가 나게 되나 생명에는 지장이 없다. 치료는 약해져 있는 비위의 기능을 끌어올려 청탁분별(清濁分別)의 순행을 원활케 하고 기혈의 울체를 풀어준다. 십전대보탕에 시호, 승마 등을 가하거나 한방좌약, 침 등을 응용하면 좋은 효과를 볼 수 있다.

Part. 4

한의사 아빠가 딸에게 들려주는

생리 콕! 불임 뚝! 자궁의 일생

완숙미 물씬~ 40대
생리 이야기

- 갱년기 가볍게 뛰어넘기 -

04_완숙미 물씬~ 40대 생리 이야기

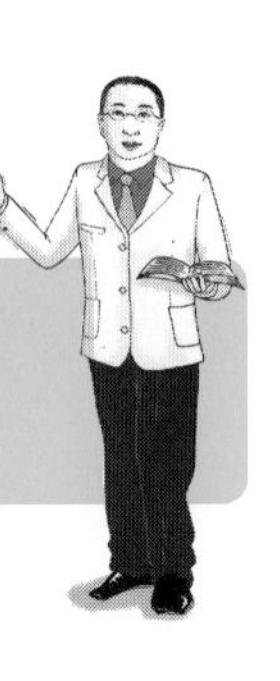

40대에 갱년기가? 무월경증

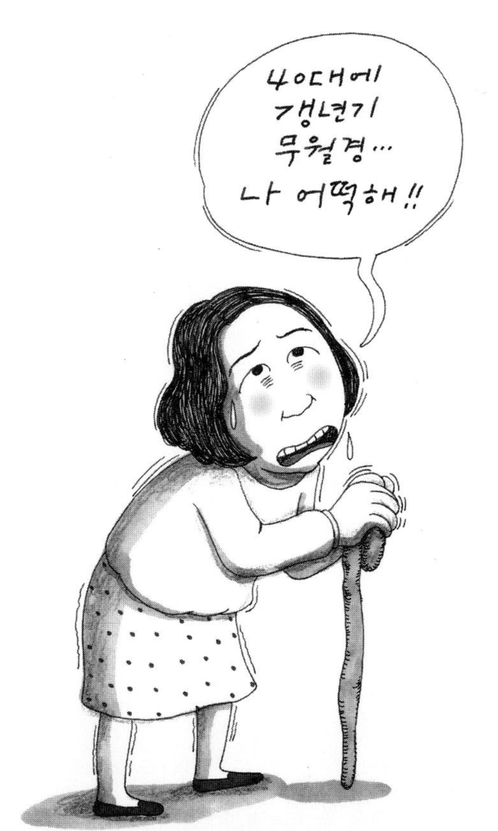

40대 초반의 여성들은 갱년기가 일찍 왔다고 호소하는 경우가 종종 있다. 이러한 원인은 자율신경이 자칫 난조에 빠진 시기로 스트레스가 가장 큰 원인이다. 일시적으로 호르몬 분비의 균형이 깨져 일어난 자율신경실조증에 의한 것이다. 이것은 갱년기 장애와는 다르며, 갱년기로 이해하고 있는 것은 무지에서 비롯된 것이라 할 수 있다.

젊은 여성들도 어깨 결림, 요통, 불면증, 불안, 초조 등의 자율신경계에 이상이 올 수 있다. 정신적 스트레스에 의해 여성호르몬의 분비가 저하되며, 또 지나친 다이어트로 인한 경우도 흔히 볼 수 있다.

무월경의 종류로는 다음과 같은 것들이 있다. 뇌손상으로 인한 무월경, 약물에 의한 무월경, 스트레스와 과도한 운동에 의한 무월경, 체중감소에 의한 무월경, 난소질환에 의한 무월경, 내분비 기능장애로 인한 무월경, 신진대사기관의 장애로 인한 무월경 등이 있다.

그런데 이런 일시적인 무월경을 간과하면 큰일난다. 조기폐경일 수도 있는 것이기에 호르몬 체크로 에스트라디올과 FSH(난포자극호르몬)의 흐름을 파악하고, 그에 맞게 치료해 주어야 한다.

04_완숙미 물씬~ 40대 생리 이야기

뼈에 구멍이 송송~ 골다공증

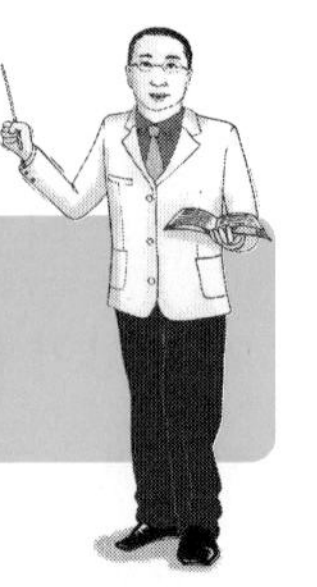

골다공증은 남녀노소를 가리지 않지만 특히 폐경이 된 40대 이후 여성들에게 흔하게 발생되는 질환이다. 골다공증은 일명 '뼈에 구멍이 생긴 병', '뼈가 삭는 병', '뼈에서 칼슘이 빠져나가는 병' 등으로 익히 알려져 있다.

골다공증은 정상적인 뼈에 비해 구멍이 많이 난 상태로 뼈가 부러지기 쉽고 골절이 잘 발생된다. 특히 평소에 아무런 증상도 보이지 않다가 서서히 뼈의 양이 감소하고, 질이 점점 나빠지면서 심할 경우에는 가벼운 충격에도 '똑' 하고 뼈가 부러지기도 한다. 더구나 증세가 점점 더 심해지면 반복되는 골절로 인해 키가 줄어들고 꼬부랑 할머니가 되는 체형의 변화가 일어나기도 한다.

뼈는 피부가 재생되는 것과 마찬가지로 낡은 뼈와 새로운 뼈의 끊임없는 교체작업에 의해 유지된다. 폐경에 이른 여성들은 바람 든 무처럼 뼈가 약해지기 쉬운데 이러한 원인은 파괴되어 없어지는 뼈에 비해 새로 생성되는 뼈의 양이 적기 때문이다.

뼈의 강도는 그물눈처럼 생긴 해면조직인 골량에 의해 결정되는데 대사율이 빠른 척추, 늑골, 대퇴골 및 관절 말단 부위에서 골 소실이 크기 때문이다.

골다공증의 증상은 늘 몸이 무겁고 피로하며, 뼛속에서 바람이 나는 것 같이 시리고 소변을 자주 보게 되면 골밀도 검사를 받아보는 것이 좋다.

폐경기 여성들은 여성 호르몬의 분비 중단으로 뼈에서 칼슘이 빠져나가 급격하게 뼈가 약해지기 쉽다. 골다공증 환자의 80%가 여성으로 남자에 비해 약 4배 이상 많다. 요즘 젊은 여성들 사이에도 무리한 다이어트로 영양 결핍에 의한 골다공증이 늘고 있다. 이를 예방하기 위해서는 칼슘과 칼슘의 섭취를 돕는 단백질을 충분히 섭취해야 한다.

골다공증 예방은 골밀도가 좌우한다고 해도 과언이 아니다. 모든 질병은 원인을 찾아 예방을 하는 것이 가장 중요하듯 골다공증도 높은 골밀도를 유지하는 것이 관건이다. 따라서 골밀도를 높이 올려두는 것이 골다공증의 가장 확실하고 유일한 예방법이다.

골다공증을 치료하기 위해서는 약물요법을 주로 쓰지만, 비약물요법을 병행하면 치료와 예방에 많은 도움을 받을 수 있다.

약물요법

골다공증에 사용되는 약물은 골흡수를 억제하는 에스트로겐, 켈시토닌, 비스포스포네이트, 랄록시펜, 골형성을 촉진하는 약물로는 성장호르몬, 불소, 그리고 부갑상선 호르몬, 이외에 비타민 D 대사물질, 칼슘, 이프리플라본 등이 있다. 그러나 동일한 약물을 투여해도 각 개인별로 다양한 증상이 나타날 수 있으므로 획일적이고 일률적인 처방이 아닌 개별화된 맞춤식 치료가 필요하다.

호르몬대체요법

골 소실은 노화로 인해 어느 정도 일어나지만 여성의 경우 골 소실의 1/3~1/2은 폐경 후 에스트로겐 결핍으로 인한 것이다. 이러한 골 소실의 증가는 골다공증의 위험을 초래할 수 있다. 폐경 이후에 결핍된 에스트로겐을 복용하면 골다공증을 예방, 치료할 수 있다.

그러나 호르몬 대체요법을 고려할 때는 유방암의 위험도를 고려하지 않으면 안 된다. 유방암 가족력이 있거나 초경 나이가 빠른 경우(12세 이하), 폐경 나이가 늦은 경우(55세 이후) 등은 유방에 대해 철저한 검사가 요구된다.

한약요법

에스트로겐의 결핍으로 인한 골다공증이라 자하거요법, 음양곽, 육종용, 골쇄보, 갈근 등으로 난소와 부신 등 내분비계를 도와주는 약으로 충분히 치료 가능하므로 부담되는 호르몬요법으로 머리 아플 필요 없다.

생활습관(비약물요법)

• 올바른 자세를 유지하자

비슷한 정도의 골다공증 환자라도 자세가 좋으면 뼈의 손상을 최소화할 수 있다. 자세가 앞으로 혹은 옆으로 기울어져 있으면 균등한 힘의 배분을 받아야 할 뼈가 한쪽으로만 압력을 받게 되어 쉽게 손상되고 통증을 유발하게 된다.

올바른 자세로는 가슴, 어깨와 허리를 꼿꼿이 편 상태를 항상 유지하고 의자 뒤에 엉덩이를 바짝 붙인 자세가 좋다.

• 규칙적인 운동을 하자

골다공증을 예방하기 위한 운동으로는 등산, 걷기, 조깅, 에어로빅 등 신체를 상하로 흔들거나 중력을 받는 체중부하 운동을 하는 것이 좋다.

요기나 필라테스운동도 몸을 균형있게 만들어주어 치료와 예방에 좋

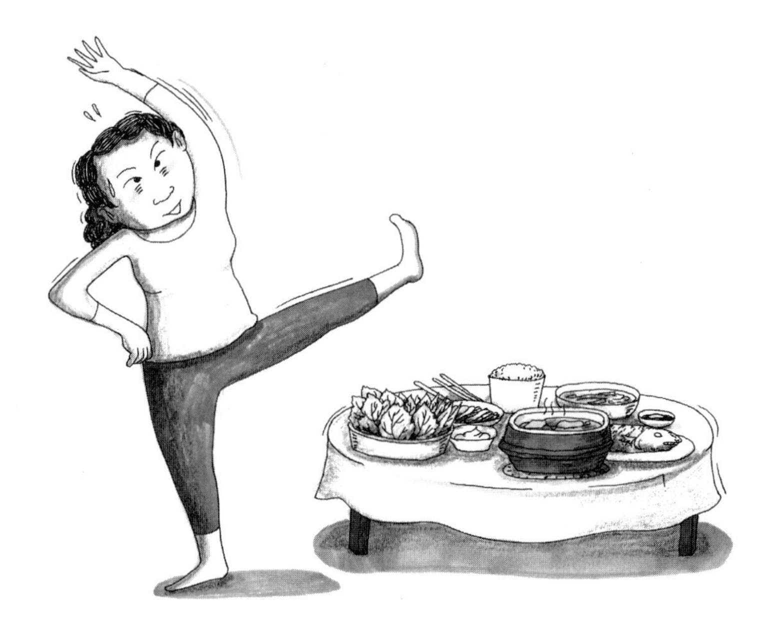

은 운동이 된다.

• 균형 잡힌 식사를 하자

골다공증은 마른 체격을 가진 여성들에게 많이 발생한다. 적절한 체중은 '체중 부하 효과'와 낙상으로 인한 충격을 완화시키는 등 골다공증 치료에 도움이 되므로 칼슘만 고집하지 말고 균형 잡힌 식사를 하는 것이 좋다. 특히, 단백질과 칼슘이 고루 들어간 곰탕, 어죽 등이 매우 좋은 음식이 된다.

• 환경을 개선하자

지속적인 운동을 통해 전후, 좌우로 넘어지는 것에 대한 방어적 반사를 증진시키고, 체중 유지 등으로 고관절 부위를 보호해야 한다. 미끄러운 바닥, 카펫, 어두운 환경, 팔걸이가 없는 목욕시설, 굽이 높은 신발, 부적합한 지팡이, 낙상을 유발하는 과다한 약물의 제한 등 환경의 개선이 필요하다.

골다공증은 어느 한 순간 딱하고 걸리는 것이 아니라 수 년, 수십 년에 걸쳐 서서히 진행되기 때문에 치료 역시 장기간을 필요로 한다.

04_완숙미 물씬~ 40대 생리 이야기

찔끔찔끔 나도 모르게~ 요실금

"저도 모르게 소변이 조금씩 새요. 밖으로 외출할 때는 자꾸 신경이 쓰여요. 폐경이 되었는지 할 수 없이 생리대를 차고 다닌답니다. 좋은 방법이 없을까요?"

40대 이상의 여성들이 흔히 겪게 되는 것이 바로 '요실금'이다. 요실금이란 본인의 의지와는 상관없이 소변이 조금씩 흘러나오는 현상을 말한다. 우리나라 30대 이상의 여성들 중 45% 가량이 요실금으로 인해 고통을 받고 있는 것으로 알려져 있다.

요실금은 남녀노소 누구에게나 나타날 수 있는 질환이기는 하지만 특히 남성들에 비해 여성들에게서 많은 빈도를 보이고 있다. 또 성인 여성의 20%는 1주일에 2번 이상 요실금을 경험하고 있기도 하다.

그러나 요실금은 자연스런 노화현상이 아니다. 요실금은 병적인 상태로 보아야 한다. 여성은 나이가 들어감에 따라 방광 근육이 비대해지고 방광벽이 두꺼워져 방광의 확장 능력이 감소하게 된다.

따라서 방광 내에 저장할 수 있는 소변량이 350~400ml에서 250~300ml로 감소하게 된다. 쉽게 예를 든다면 중간 정도의 물을 저장할 수 있는 물탱크가 적은 양의 물만 저장할 수 있는 소형 물탱크로 바뀌게 되는 셈이다.

원리는 간단하다. 방광에 보관할 수 있는 소변의 양이 적어지므로 재채기나 웃는 행위 등 방광의 압박을 가하는 경우 자신도 모르게 소변이 흘러나오게 되는 것이다.

요실금은 사회생활이나 정신 건강에 매우 큰 영향을 미치기도 한다. 자신도 모르게 갑자기 소변이 흘러나와 속옷을 적시게 되면 당황스럽기도 하고 수치심을 느끼기도 한다. 이러한 현상을 자주 겪다보면 소변을 자주 보게 되고 어느 장소에 가더라도 화장실의 위치를 먼저 확인해 두어야 하는 버릇이 생기게 되고 혹시 소변이 새지는 않을까 하는 불안감에 싸이기도 한다.

• 중년의 덫 요실금의 종류

➜ 복압성 요실금

중년 여성의 대부분이 겪고 있는 병으로서 기침이나 재채기, 큰 웃음, 줄넘기나 달리기 등 배에 힘이 가해질 때 자신도 모르게 슬그머니 소변이 흐르는 것을 말한다. 아이를 많이 낳은 다산인 경우나 또는 난산 등으로 인하여 골반근육이 느슨해졌기 때문이다. 특히 갱년기 이후에 여성호르몬이 감소함으로써 요도의 기능이 떨어졌거나 소변이 새지 않도록 조절해주는 요도괄약근이 약해진 경우 요실금이 발생한다.

절박성 요실금

소변이 자주 마려운 경우나 마려운 순간 참지 못하고 그대로 속옷에 싸버리는 증상이다. 낯선 곳에 가게 되는 경우에는 화장실부터 찾게 되는 습관이 생긴다.

대개 원인을 잘 모르는 경우가 대부분이지만 긴장성 요실금이 있는 여성의 30%에서 절박성 요실금이 동반되기도 한다. 뇌졸중이나 치매 등의 뇌질환이 있을 때에 자주 나타난다.

절박성 요실금을 앓고 있는 여성들은 방광에 소변이 조금만 차도 화장실에 가야 하며, 갑작스럽게 소변을 보고 싶다는 요의를 느끼게 된다. 또 소변이 자주 마려워 하루에 8회 이상 화장실에 가야 되며, 밤에도 자다 일어나 2~3회 정도 화장실에 가게 된다. 그러다 화장실에 가는 도중 속옷을 적시는 경우도 있다.

반사성 요실금

반사성 요실금은 어느 정도 예상할 수 있는 질병이다. 상부 또는 하부 척수의 손상이나 질병, 또는 대뇌 중추의 인식이 차단된 경우에 방광이 특정한 용량만큼 차게 되면 소변이 저절로 배출되는 형태다.

따라서 시간에 맞춰 소변을 볼 수 있도록 화장실에 모시고 가거나 변기를 사용하도록 함으로써 예방이 가능하다.

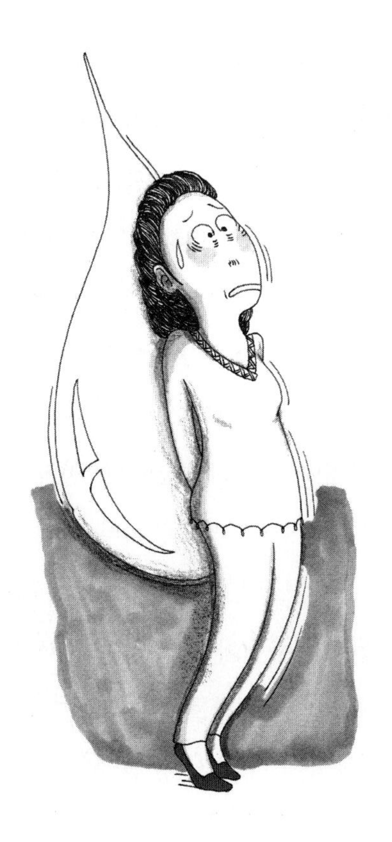

기능성 요실금

비뇨기계 또는 신경계의 기능은 정상이지만 갑작스런 환경의 변화, 감각, 인지, 또는 운동결손으로 인해 예측할 수 없는 소변이 배출되는 것을 말한다.

완전 요실금

척수 신경이나 요도 괄약근의 외상 또는 방광과 질 사이에 관이 형성되는 질병에 의해 전혀 소변이 배출되지 않거나 지속적으로 소변이 배출되는 것을 완전 요실금이라고 한다.

• 요실금을 개선하는 치료법

요실금은 대부분 수술로써 치료하는 방법밖에 없다고 생각하지만 90%는 비수술적 요법으로 치료가 가능하다. 단지 10%만이 수술로써 치료할 수 있다. 수술을 해도 부작용이나 수술 후의 잦은 재발 등을 초래할 수 있고, 일부 여성들은 수술에 대한 두려움으로 치료방법이 없다고 생각하여 쉽게 치료를 포기하는 경우도 많다.

➜ 약물요법

약물치료는 완전한 치료보다는 증상을 완화시키는 데 그 목적을 두고 있다. 주로 절박성 요실금인 경우에 효과적이나 심하지 않은 복압성 요실금에도 효과가 있다. 여기에는 방광 수축 이완제 또는 요도 괄약근 강화제를 처방한다.

➜ 골반근육 보강법

소변을 일부러 참게 함으로써 요도근 및 골반근을 보강하게끔 하는 방법이다. 이외에도 항문괄약근을 강화하는 방법도 있다. 최근에는 요실금을 예방하기 위한 에어로빅도 소개되고 있으며, 질내에 전기자극을 통해 골반 및 요도근을 보강시키는 전기자극 치료도 있다.

골반 근육 보강법은 매우 효과적인 방법이기는 하나 본인 스스로가 상당한 노력을 필요로 한다.

➜ 요실금 방지기구

최근에는 요실금을 방지할 수 있는 기구들이 많이 선보이고 있다. 대표적인 것으로는 질내에 펫사리, 탐폰 등을 이용한 방법이 많이 활용되고 있다. 이 기구들은 방광 입구를 받쳐줌으로써 복압성 요실금을 방지할 수 있다.

그러나 일회용이기 때문에 자주 바꿔야 하는 불편함은 있지만 간단하고 합병증이 없어 이용률이 점점 높아지고 있다.

수술적 요법

위에서 설명한 방법으로도 요실금 문제가 해결되지 않는다면 최후의 방법으로 수술을 선택할 수밖에 없다. 과거에는 개복하여 수술을 시행하였으나 최근에는 출혈이 거의 없고, 회복이 빠르며, 피부 상처가 거의 없는 복강경을 이용한 방법이 보편화되어 있다.

수술을 하기 위해서는 마취 및 입원이 필요하기 때문에 번거로운 단점이 있다.

한방으로 효과보는 법

요실금의 치료원칙은 방광 괄약근과 질 괄약근의 수축력을 한약과 자하거, 좌약 등으로 개선시켜주는 것으로 재발 확률이 낮으므로 치료 효과가 좋은 방법이다. 보통은 3개월 정도만 치료해도 요실금 증상이 현저히 줄어든다.

평소에 오미자차, 복분자차, 산수유, 산약(마) 등을 상복해주면 요실금 치료와 예방에 유익하다.

04_완숙미 물씬~ 40대 생리 이야기

나이에 상관없이~ 난소낭종

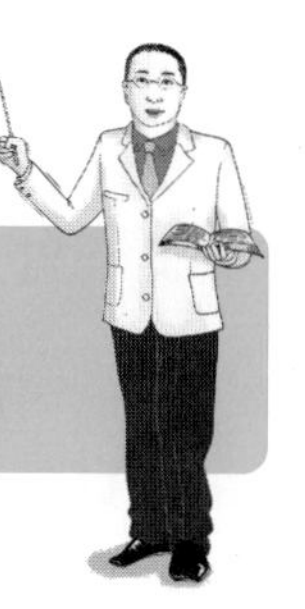

산부인과 영역의 많은 혹 중에서 특히 난소의 낭종은 나이에 상관없이 제일 많이 발생되는 양성종양 중 하나다.

이러한 양성종양은 첨단 의료기를 통하여 골반내를 전부 들여다 볼 수 있으므로 더욱 확실하게 검진할 수 있다. 한의학에서는 초음파 진단기가 서양의학적 진단기라는 편향된 사고방식 때문에 그동안 잘 사용하지 않았다. 그러나 근래에는 한의학계에서도 진단의 객관화, 현대화라는 명제 아래 무엇보다도 환자에게 정확한 예후를 알려주기 위해 자주 사용되는 의료기계의 하나로 인식되고 있으며, 많은 한의원에서 초음파를 활용하고 있다. 한의학도 세계적으로 발전하기 위해서는 진단의 객관화, 현대화가 필수적이다.

현대의학에서는 뇌하수체 전엽의 시상하부에서 난포자극호르몬과 배란호르몬이 분비되는 데 이 두 가지 호르몬의 길항작용에 의하여 난소에서는 에스트로겐 호르몬과 프로게스테론 호르몬을 분비한다. 배란

호르몬은 난소 중 한 개에서 격월로 배란을 일으킨다. 처음 반 주기 중에 몇 개의 난소 난포의 성장이 시작되지만 생리 후 약 9일 경에는 현저하게 큰 성숙 난포 한 개가 나타나며, 그 외의 난포들은 성장이 정지되고 그 다음에는 퇴행한다. 또 배란이 되면 후반기에 난소는 계속해서 에스트로겐 호르몬을 분비한다. 이 호르몬이 후반기에 자궁 내막으로 하여금 수정된 난소가 착상을 준비하도록 돕는 것이다.

발생 원인은 앞서 말한 에스트로겐 호르몬과 프로게스테론 호르몬의 영향으로 난소에 주기적으로 성숙과 배란을 일으키게 되는데 뇌하수체 전엽에서 분비되는 난포자극호르몬과 배란호르몬이 어느 기간 동안 분비에 장애를 일으킴으로써 에스트로겐과 프로게스테론 호르몬 분비가 원활치 않아 배란에 장애를 초래하기 때문이다. 이것이 난소의 점막에 염증과 부종을 일으키며 낭포를 형성하게 된다. 이것을 난소낭종이라고 표현한다.

난소낭종의 증상으로는 콕콕 찌르는 듯한 아랫배의 통증, 하복부의 팽만감, 소변불리, 상충되는 열감, 자면서 흐르는 식은 땀, 가슴 답답함, 화장실을 자주 가는 것 등을 들 수 있다.

난소낭종의 경우 병원의 수술적인 요법은 편측이든, 양측이든, 혹은 전부든, 부분이든 모든 수술적 방법으로 제거한다. 그런데 문제는 이럴 경우 임신 확률의 저하 혹은 임신 불가능이 초래될 수도 있다는 것이다.

난소낭종의 원인은 호르몬의 현저한 저하를 더욱 심하게 함으로써 전신적인 장애와 일찍 늙어버리는 조로현상이 나타나게 된다. 또한 호르몬요법이 2~3회를 넘어서면 내분비장애나 손상을 초래하는 경우가 발생할 수 있는데 이러한 경우 한약으로 보완할 수 있다.

따라서 한의학적인 진단방법에 의한 약물 치료는 난소의 해부학적인 원상회복은 물론 그 기능면에서도 낭종이 생기기 전과 같은 상태로 갈 수 있어 임신도 가능하게 된다.

한의학적으로 난소낭종은 장담(腸覃)이라 하여 "장담은 장외(腸外)에 발생하고 월경은 주기에 따라 흐른다."고 하였다. 장담은 자궁에 생기는 종양이 아니고 자궁과 장 사이에 생긴다고 보았다.

자궁과 장 사이에 생기는 종양으로 종괴를 현저하게 인지할 수 있는 것은 우선 난소종양과 장 및 복막의 종양을 생각할 수 있다. 이중에서 여성에게만 생길 수 있고 남성에게 없는 것이 난소종양이다.

난소종양의 대부분은 낭종이 많으며, 복부에서 쉽게 촉지할 수 있다는 점을 감안하여 장담이라 함은 난소낭종을 지칭함이 아닌가 생각된다.

또 난소낭종은 아무리 증식하여 거대하게 되어도 난소 중에 정상조직이 얼마간은 잔존하여 난소기능을 유지하기 때문에 대개의 경우 월경에 이상이 없고 수태도 가능하다.

발생 원인을 보면 한의학 고전인 〈영추(靈樞)〉에 "차가운 기운이 장 외에 머물러 위기(衛氣)와 서로 합해지면 영기(營氣)를 얻지 못하므로 안에 나쁜 기운이 쌓여 덩어리가 생긴다."고 하여 일종의 부정한 기운인 차가운 기운으로 말미암아 조직이 영양대사에 이상을 초래하여 발생한 독소의 작용으로 발육하는 병적인 증식물임을 알 수 있다.

증상은 "초기에 계란 크기만 하나 점차 커지면 임신한 것 같고, 오래 되면 내장에서 떨어져서 만지면 단단하고 밀면 이동하는 데 월경은 주기에 따라 흐른다."고 하여 앞에서 서술한 바와 같이 덩어리의 발육 증대 외에 특별한 증상은 거의 없으며, 월경이나 임신에 거의 지장이 없다.

다만 유경(有莖)낭종이 꼬이는 경염전이 일어나면 하복통, 구토, 발열 등의 증상이 있고 거대 낭종의 경우 복부창만이 심하고 근처 장기를 압박하면 발육 장애, 분만 장애 등을 초래한다.

치료는 난소낭종의 내용물 대부분 수양성의 담액으로 가득차 있으니 담과 습을 제거하면서 기운을 풀어주는 거담제습의 방법을 쓰면 거의 소실된다. 그 후 난소기능을 강화하는 치료를 해주어 호르몬 밸런스를 잡아주는 것이 좋다.

" 여성에게 있어 40대는
새로운 출발선이 되어야 합니다.
비록 눈가에 자글자글 주름이 잡혀도
삶의 연륜과 여유로
품격 높은 삶의 주인공이
되어야 합니다. "

Part. 5

한의사 아빠가 딸에게 들려주는

생리 콕! 불임 뚝!
자궁의 일생

또 다른 시작점~ 50대
생리 이야기

– 폐경관리에 힘쓰자 –

05_또 다른 시작점 50대~ 생리 이야기

폐경기는 또 다른 시작이다!

여성은 40대 중반이 되면 서서히 난소의 기능이 쇠퇴해지기 시작하면서 월경이 사라지고 심신의 변화가 일어나기 시작한다. 이를 흔히 갱년기장애라고 일컫는다. 한의학의 원전인 〈황제내경〉 소문 상고천진론에는 "여자는 49세가 되면 임맥이 허하고 태충맥이 쇠하여 월경이 고갈된다."고 전하고 있다.

폐경을 겪게 되는 40~50대의 중년 여성은 급격한 신체의 변화와 함께 이제 현역을 은퇴한다는 허탈함에 제 2의 사춘기, 즉 사추기(思秋期)를 한바탕 겪게 된다. 그러나 평균수명이 꾸준히 증가하고 있는 현실에서 폐경 여성이 전 여성인구의 40% 가량이 될 전망으로 이제는 폐경을 바라보는 시각에도 변화가 필요한 시점이다.

폐경은 여성에게 여러 가지 의미를 지니고 있다. '끝'인 동시에 '시작'이고, '상실'인 동시에 '자유'이기 때문이다. 그러나 중년 여성 절반 이상은 폐경을 단지 여성성의 상실로만 받아들이기 때문에 별다른 예방을 취하지 않는 것이 대부분이다.

만약 어느날 갑자기 갑작스런 폐경이 찾아오면 어떻게 해야 할까?

40대에 이르기까지 여성의 90%는 규칙적인 월경을 한다. 그러나 40대 이후가 되면 10%만이 규칙적인 월경을 하게 된다. 폐경에 앞서 월경이 불규칙해진다는 의미이기도 하다. 다시 말해 10%만이 갑작스럽게 폐경을 경험한다는 것이다.

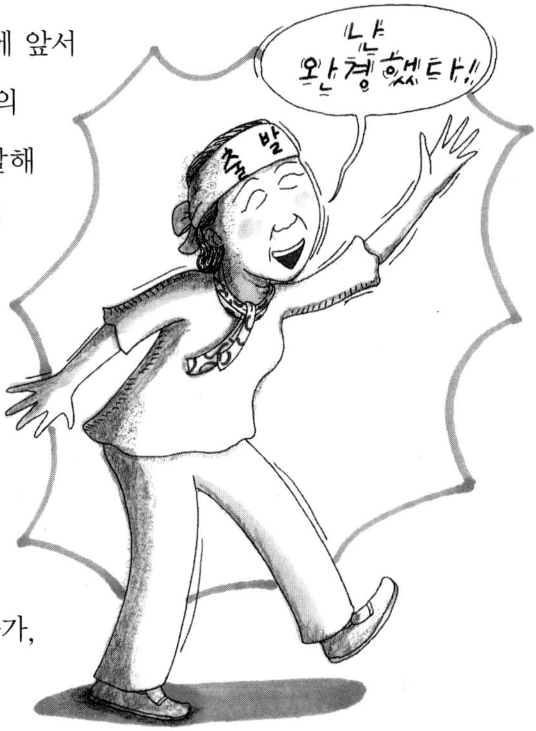

폐경기 직전 몇 해 동안 가끔씩 월경을 건너뛰는 것도 정상이다.

심하게 운동을 하거나 스트레스, 체중의 증가, 안드로겐(남성호르몬) 증가, 난소에 낭종이 있어도 월경을 안 할 수 있다.

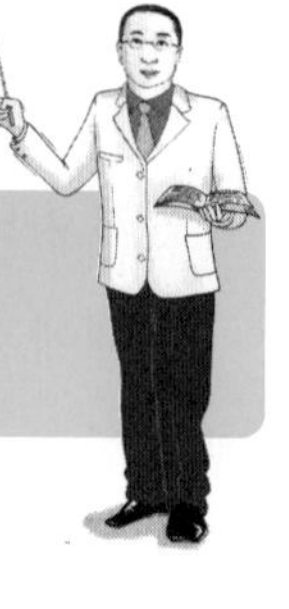

화끈화끈~ 두근두근~ 폐경기 증후군

폐경은 의학적으로 난소에서 난자의 필수재료인 난포가 고갈되면서 더 이상 배란이 되지 않는 상태를 의미한다. 이러한 상태가 계속되면 난포에서 분비되는 여성호르몬인 에스트로겐의 분비량이 줄어들면서 더 이상 배란이 되지 않는다. 따라서 몸 곳곳에서 이상 증세가 나타나기 시작한다.

폐경기증후군은 말 그대로 폐경기가 오고 나서 발생하는 여러 증상들의 집합체다. 에스트로겐으로 대표되는 여성호르몬의 결핍에 의해 일어나는 모든 증상들을 통틀어 일컫는다.

폐경에 이르게 되면 화끈, 두근거리는 증상 등 매우 다양하고 많다. 더러 이런 증상들만 폐경기 후 증후군으로 알고 있는 여성들이 많지만 사실상 그렇지가 않다. 폐경기증후군에는 뼈가 약해지는 골다공증을 포함하여 다양한 증상들을 보이고 있다. 보다 알기 쉽게 설명하면 다음과 같다.

혈관 운동과 관련된 증상

식은 땀, 두통, 손발 저림, 얼굴 화끈거림(안면홍조), 가슴 두근거림 등의 증상들이 나타난다. 폐경기를 전후하여 오는 안면홍조 증상은 대부분 폐경 후 2~4년 사이에 사라지는 것이 보통이나 약 20~30%는 8년 정도 계속된다. 빈도는 한 달에 한 번부터 매 30분마다 한 번 등 다양하다.

대개 첫 시작은 흔히 밤에 나타나고 점차 낮으로 발생 시간이 옮겨간다. 정신적 스트레스, 더위, 술, 카페인, 매운 음식에 의해 더 심해진다. 증상이 가벼운 사람은 그런 대로 지나가지만 증상이 현저한 경우에는 불편이 대단하다. 대인관계를 비롯한 일상생활에 제약을 받는 까닭에 전문의의 도움이 필요하다. 자주 심장병, 신경정신과의 병으로 오인하여 아까운 시간과 경비를 낭비하는 경우를 종종 볼 수 있다.

정신·심리적 증상

불안, 신경질, 우울, 불면증, 툭하면 우는 증상들을 보인다. 게다가 기억력이 감퇴하여 최근에 있었던 일도 잊어버리는 경우도 매우 잦다. 어지럼증이 생겨 경우에 따라서는 몸을 제대로 가누지 못하기도 한다.

우울증이 일어나는 이유는 대뇌에 있는 정서 조절 부위에 여성호르몬 수용체가 존재하는 데 여성호르몬 부족으로 이 수용체들이 교란을 일으켜 일어나는 증상으로 추정되고 있다. 우울증은 폐경 후 뿐만 아니라 폐경 전이라도 폐경이 가까워 오면서 월경전 우울증의 형태로 나타나기도 한다.

폐경 후 우울증은 여성호르몬의 부족만이 그 원인이 아니다. 나이가 든다는 감정과 같이 사회적 변화도 그 원인이 된다.

➔ 비뇨 · 생식기 증상

소변을 자주 보고 참지 못하고 스트레스를 받은 듯이 소변을 자제 못하는 현상이 발생한다. 외음부 및 질에 오는 증상으로 자궁이 위축되고 자궁경부도 작아지고 외부 생식기도 작아져 질을 구성하는 상피세포의 글리코겐 양이 감소한다.

이러한 환경의 변화로 정상적으로 질속에 존재하는 유산균의 수가 적어져 질속의 산도가 올라가면서 비정상적 세균들이 왕성하게 증식하면서 염증이 쉽게 온다. 동시에 질 점막이 얇아지고 질벽의 탄력이 감소하고 분비물이 줄어들면서 성교통을 호소한다. 성욕 감퇴가 바로 이어지면서 자연적으로 부부관계가 소홀해질 수밖에 없다.

➔ 기타 증상

피부 건조, 가려움, 피부가 굳고 비늘이 일어나는 등의 증상이 온다. 때에 따라서는 눈이 침침해지고 머리카락도 빠지게 된다. 손톱 밑에 결체조직이 약해져 매니큐어를 바르면 손톱이 들어올려지기도 한다.

또, 에스트로겐이 줄면서 지방 분해 효과가 떨어져 아랫배, 옆구리, 엉덩이, 허벅지 등에 지방이 급격히 쌓이게 된다.

위와 같은 변화들은 일부 여성만이 겪는 현상은 아니다. 폐경 직전 혹은 폐경 중인 여성들의 대략 80%가 경험을 하게 된다.

☞ 진료실 Tip

폐경기가 되기 5년 전부터 나타나는 변화들

- **난소에 남아 있는 난포의 수가 급격히 감소합니다.**
- **성선자극호르몬(gonadotropin)에 대한 난포의 감수성이 둔화됩니다. 이로 인하여 난소는 다음과 같은 반응을 하게 됩니다.**

– 에스트로겐의 생성이 감소됩니다.

– 인히빈(inhibin)의 생성이 감소됩니다.

인히빈의 감소는 뇌하수체의 되먹임(feedback)에 의하여 FSH(난포자극호르몬)의 증가를 유발합니다. 에스트로겐의 감소는 에스트로겐 분비폭발(surge)을 만들지 못하게 되고 이로 인하여 뇌하수체는 FSH 분비폭발 및 LH 분비폭발을 만들지 못합니다. 따라서 배란은 더 이상 일어나지 않습니다.

폐경이 오기 이전에 위와 같은 내분비 변화가 초래되므로 이에 따라 월경 양상도 달라지게 됩니다. FSH의 증가에 의하여 난포 성숙이 가속화됨에 따라 월경 주기의 난포기(follicular phase)가 단축됩니다. 따라서 월경 주기는 3주 간격으로 나타나는데 이것을 빈발월경(polymenorrhea)이라고 부릅니다.

빈발월경은 2~3년 동안 지속되는데 에스트로겐의 분비폭발을 만들지 못하는 시기로 접어들면 월경은 2~3개월마다 소량의 무배란성 월경을 하게 되는데 이것을 희발월경(oligomenorrhea)이라고 부릅니다.

이와 같은 폐경 직전의 월경 양상은 마치 초경을 시작하여 12개월 내지 18개월 동안 무배란성 월경을 하는 것과 비슷합니다.

그리고 초경 이후 12개월 내지 18개월 동안 무배란성 월경을 하는 기간 동안에 기능성 자궁출혈이 잘 발생하듯이 폐경 직전의 여성에게도 이 기간 중에 무배란성 월경을 하기 때문에 기능성 자궁출혈이 잘 발생합니다.

05_또 다른 시작점 50대~ 생리 이야기

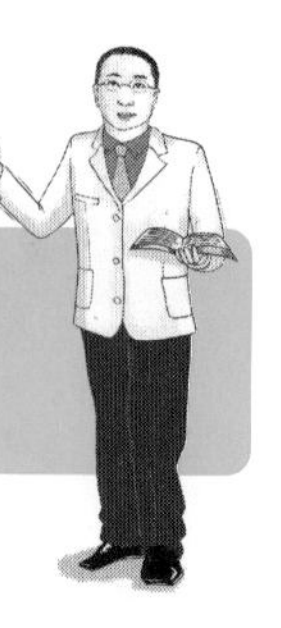

폐경기 여성들 "성생활이 괴로워!"

폐경은 여성호르몬인 에스트로겐의 결핍으로 노화가 촉진되는 과정이다. 특히 질 조직이 위축되면서 건조감을 초래하며, 이에 따라 성교통의 주요한 원인이 된다. 질의 건조함을 해결할 수 있는 방법은 에스트로겐을 보충해 주는 호르몬 대체요법이 많이 활용된다. 즉 부족해진 호르몬을 보충하는 방법으로 이렇게 관리하면 골다공증이나 심장병을 예방하는 효과가 있어 일반 산부인과나 양방병원에서 많이 쓰고 있다.

질 건조감이 심한 경우에는 질 윤활제를 사용할 수도 있다. 질 윤활제는 의사와 상의해 질내에 강한 산성도가 유지될 수 있는 제품을 골라야 질염과 같은 부작용을 막을 수 있다.

폐경 여성들이 성생활을 하는 데 있어서 가장 괴로운 것은 성 욕구의 저하다. 여성들도 남성들과 마찬가지로 성욕을 느낄 경우에는 주로 남성호르몬의 영향을 받게 된다. 남성호르몬은 여성의 난소, 부신피질, 말초조직에서 소량씩 분비돼 양념과 같은 여러 가지 다양한 기능을 하고 있다.

따라서 호르몬 대체요법을 할 경우 남성호르몬을 소량 추가하면 성욕 증진의 효과를 볼 수 있으나 유방암 등의 위험이 높아 별로 권하지는 않는다.

그러나 한방적인 치료입장에서 보면 자하거요법과 병행된 한약으로 난소기능을 활성화하고, 적어진 에스트로겐의 자연스런 증가로 이어져 이런 성기능 장애는 한두 달에 해소될 수 있으며, 질 분비물의 증가와 성욕증진도 빠르게 해결된다.

성욕은 유즙분비호르몬으로 알려진 프로락틴과도 깊은 관계를 가지고 있다. 성적 욕구가 저하되어 있는 폐경 여성은 혈중 프로락틴 수치가 매우 높다. 프로락틴은 스트레스 호르몬으로도 알려져 있는 만큼 폐경 여성의 성욕 저하는 정신적, 사회적 문제가 중요한 요인임을 알 수 있다.

05_또 다른 시작점 50대~ 생리 이야기

적극적인 성생활은 폐경기 이기는 비결

규칙적인 성생활은 뇌의 전두엽을 자극해 뇌의 노화와 건망증 진행을 억제할 뿐만 아니라 엔돌핀 분비를 늘려 우울증을 예방하고 면역력을 높여준다. 폐경기에 성기능이 저하되는 것은 성교통 때문이다. 여성호르몬이 감소하게 되면 질이 위축되며 건조해지고 잦은 질염 등으로 인해 성교통이 생기게 된다. 따라서 원활한 성생활을 하기 위해서는 성교통으로 인한 거부감을 가지고 있을지라도 성교 횟수를 늘리고 성적 충동을 유도하는 것이 매우 중요하다.

자하거요법으로 질 건조와 성교통은 쉽사리 해결할 수 있고, 성행위 전에는 따뜻한 물로 목욕을 하거나 국소적인 윤활유를 성교 직전에 사용하는 것이 좋다. 굳이 성교를 하지 않더라도 포옹, 전희, 마사지 등을 통해 성적 욕구를 만족시킬 수도 있다.

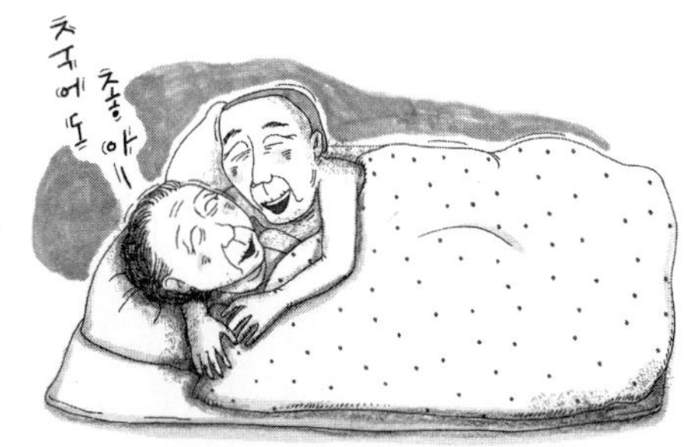

05_또 다른 시작점 50대~ 생리 이야기

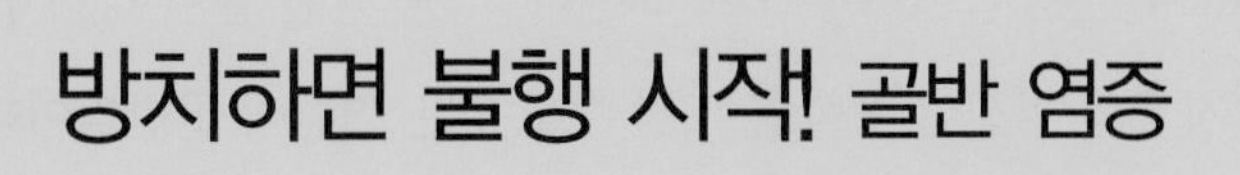

방치하면 불행 시작! 골반 염증

골반 염증은 여성의 골반에 생기는 염증으로 주로 생식기질환에 의해서 발생한다. 많은 여성들이 골반염증으로 고생하고 있으며, 심해질 경우에는 난소와 나팔관에까지 염증이 퍼져 불행한 사태가 초래될 수도 있다.

골반염증은 세균에 의해서만 생기는 것은 아니다. 각종 미생물이 자궁내막이나 혈관을 타고 자궁을 비롯한 난소, 난관까지 퍼지게 되어 생길 수 있는 것이다.

골반 염증은 배우자가 성병을 가진 경우 여성에게 전염시켜 생기거나 성관계가 문란한 여성에게 생기는 것으로 인식되고 있으나 가정주부는 물론 성관계가 없었던 여성에게도 생길 수 있다.

그러므로 성관계가 문란한 여성은 물론 분만이나 유산수술 후 뒤처리가 좋지 않았거나 자궁에 염증이 있는데 루프를 끼웠다든지 혹은 경구피임약을 오래 복용한 경우에도 골반염증이 생길 수 있다.

급성 골반염증이 생기면 자궁내막은 충혈되고 부종이 생기며 난관에도 염증현상이 생겨 난관 끝이 부어오르게 된다. 양쪽 난관 끝이 막히게 되면 예기치 못한 자궁외 임신이나 불임이 될 수도 있는 질환이 골반염이다.

급성 골반염증은 대부분 월경이 끝나면서 증상이 더 심해지게 된다. 골반염의 증상은 허리나 엉덩이 부근이 뻐근히 아프고 아랫배에 통증이 심하며, 배에 가스가 차며, 몸에 미열이 생기고, 소화가 잘 안 되면서 설사를 하는 것이 특징적 소견이다.

만성 골반염이란 급성 골반염에 한 번 이상 걸린 적이 있어도 치료를 충분히 받지 못했다면 염증이 나팔관이나 난소 등의 골반내 장기에 오랫동안 남아 골반내 장기나 장, 장간막 등과 유착을 일으킬 수도 있다. 심하면 농양도 형성할 수 있는 것을 말한다. 간혹 급성염증이 완치되었다가 재발되는 염증도 이에 포함된다.

만성 골반염은 단순히 난관이 주위 조직에 둘러싸이는 골반유착 형태일 수 있고, 난관체 부위가 완전히 폐쇄되는 경우일 수도 있다. 그렇기 때문에 난관염은 여성 불임의 가장 치명적인 질환이 될 수 있다.

실제로 염증성 질환은 몇 주 혹은 몇 달간 서서히 진행되는 데 초기에 잘 치유된 경우에도 일부에서는 불임의 확률이 높다. 증상은 급성 골반염 증세와 같이 허리와 아랫배가 뻐근하고 성관계 시 골반 안의 통증이 더 심해지며, 냉의 색깔도 나쁜 경우가 대부분이다.

그러나 급성 골반염증과 같이 심한 증세를 나타내지 않기 때문에 치료를 받지 않다가 갑자기 증상이 나빠지는 수도 있고, 상당히 진행된 만성염증이 있음에도 불구하고 골반 진찰 시 이상을 발견하지 못하는 경우가 있다. 이 경우 초음파 진단 시 나타나는 골반의 색상 변형 유무는 매우 좋은 진단 방법이 되기도 한다.

양방적 치료는 대개 항생제를 사용하거나 장기간의 치료에도 불구하고 증상이 개선되지 않거나 아기를 더 이상 원치 않는 경우라면 자궁 적출술을 하게 된다.

한의학에서는 골반염을 병적인 대하의 범주에 포함시켜 설명하고 있다. 골반염의 원인과 증상을 살펴보면 평소 생각을 많이 하고 음식조절을 잘하지 못하여 생기는 비허생습(脾虛生濕)이 원인이 되는 경우가 있는데 이때는 백색의 대하가 지속적으로 조금씩 나오고 얼굴은 황색이며, 소화장애가 있고 소변이 약하게 나오는 증상이 있다.

치료는 비장의 기운을 끌어올리면서 습을 제거해주는 보비이습(補脾利濕)의 방법을 사용한다. 신장의 기능이 허약해서 골반염이 생기는 경우는 대하의 양은 적으나 지속적으로 흐르고 소변을 자주 보고 추위를 많이 탄다. 치료는 신장을 보해주면서 아울러 하초를 따뜻하게 하는 보신고삽(補腎固澁)의 치법을 응용한다.

또 외부의 나쁜 기운에 접촉되던가, 위생이 불결한 경우 또는 유산(인공, 자연유산 포함)이나 출산 후 어혈이 자궁과 골반에 그대로 남아있으면 대하의 양도 증가하고 황적색으로 나오며 기운이 상기되어 얼굴에 열감이 존재하면서 소변 시 요도가 화끈거리며 속이 답답한 증상이 함께 나타나게 된다.

이때의 치료법은 하복부에 모여 있는 습열이나 어혈이 밖으로 배출되지 않고 몸속에 그대로 남아있기 때문이므로 청열이습(淸熱利濕)과 축어혈

(逐瘀血)시키는 방법으로 치료하면 효과를 본다.

급성기와 만성기 모두 자궁과 부속기관이 깨끗해야 하므로 한방좌약요법을 사용한다. 만성기에는 허리와 아랫배에 쑥뜸을 떠주는 것도 효과적이다. 평소에 쑥이나 오수유, 고백반을 이용하여 음부를 세척해주거나 증기를 이용한 훈세법 등이 골반염 예방에 도움이 된다.

특히 골반염에 걸리지 않으려면 자궁과 부속기관이 항상 청결하고 건강한 상태를 유지하도록 해야 한다. 또 평소에 자궁을 따뜻하게 보존하며, 몸에 피로가 쌓이지 않도록 적당한 휴식을 취해준다.

폐경기 여성에게 좋은 베스트 운동

운동의 중요성은 새삼스럽게 강조할 것도 없다. 특히 폐경기 여성에 있어서는 무엇보다도 운동이 건강유지에 꼭 필요하다. 에스트로겐이 줄어들면 지방을 분해하는 힘이 떨어져 급격한 지방 축적으로 옆구리, 엉덩이, 복부, 허벅지 등에 살이 찌게 된다.

운동을 하지 않으면 우리 몸의 각 기관에 악영향을 끼치게 되는 데 그 중에서도 심폐기능과 근육과 뼈에는 치명타가 올 수 있다. 또 우리 뼈에서 여러 가지 광물질이 빠져나가게 되고 따라서 골다공증이 올 수 있다.

뼈의 광물질이 늘거나 줄거나 하는 것은 뼈에 미치는 기계적 힘에 의해서 좌우된다. 뼈에 미치는 기계적인 힘에는 두 가지가 있는데 그 하나는 근육의 수축이고 다른 하나는 중력의 힘이다. 일상생활을 하는 동안 근육의 수축에 의해서 뼈에 가해지는 힘 자체가 뼈를 튼튼하게 하는 역할을 한다.

운동을 하면 육체적인 건강뿐만 아니라 정신건강에도 큰 도움이 된다. 폐경기 여성들은 운동을 활발히 하면 근육의 긴장을 풀어주고 불안, 초조감을 상당히 줄여준다. 우울증의 치료로서 운동을 권유하는 의사들도 많다. 신경쇠약 환자에게도 운동이 매우 큰 효과가 있다. 또 규칙적으로 운동을 하는 경우에는 잠을 잘 자게 된다. 우울과 신경쇠약은 폐경기 후의 여성들에게 자주 보이는 증상이다.

근래 많은 여성들이 운동에 관심을 두고 있고 실제로 상당수의 여성이 실천하고 있긴 하지만 전체 여성을 생각한다면 아직도 그 수는 충분하다고 할 수가 없다. 규칙적이고 잘 짜여진 운동 프로그램은 유연성과 근력을 길러주고 충분한 산소 흡수로 인해서 건강한 표정이 몸에 배는 것이다.

운동을 할 때는 규칙적으로 할 수 있도록 우리의 생활리듬에 맞추어야 효과적이다. 운동을 하면서 각자 5가지의 목표를 이루도록 노력해야 한다.

첫째, 심폐기능을 향상시킨다.

둘째, 근력을 향상시킨다.

셋째, 근육의 탄력성을 키워준다.

넷째, 근육의 지구력을 늘려준다.

다섯째, 유연성을 좋게 한다.

이러한 목표를 가지고 규칙적으로 하되, 운동을 할 때는 체중부하운동과 유산소운동을 적절히 배합해서 하는 것이 좋다.

체중 부하 운동이란?

체중부하운동이란 중력에 대항해서 하는 운동이다. 다시 말해 걷기, 달리기, 춤추기를 비롯해 테니스, 골프 등 들어올리고 밀고 끌어당기고 굽히고 스트레칭 등을 하는 것을 말한다. 뼈를 크게 하고 튼튼하게 하는 운동에는 그 외에도 덤벨, 역기 등을 이용하는 웨이트트레이닝도 매우 좋다.

체중부하운동은 관절에 부담을 주게 되기 때문에 관절염을 앓고 있는 사람들에게는 부적절할 때가 있다. 관절염 환자에게 권장할 수 있는 운동은 수영과 자전거타기 등 체중부하를 감소할 수 있는 운동과 재활요법인 웨이트트레이닝을 아주 천천히 하거나 튜빙 등 고무밴드 운동으로 대체하면 효과가 좋다.

유산소운동이란?

유산소운동이란 산소가 많이 요구되는 운동을 말한다. 따라서 유산소운동을 하면 폐활량이 커지는 등 호흡기능과 순환기능이 좋아진다. 즉 뼈와 심장의 효율을 높이는 것이고 그 외에도 혈중 콜레스테롤과 혈중지방질을 정상으로 유지하는 일도 한다. 혈중 지방질은 심장마비나 뇌졸중 등의 비극을 초래하게 되는 데 혈중 콜레스테롤 상태가 좋아지면 그런 비극을 줄일 수 있을 것이다.

유산소운동을 하면 여성들에게 있어 지상의 목표인 체중감량을 가져오고 몸매를 날씬하게 한다. 유산소운동이 칼로리를 많이 소비하기 때문에 피하지방을 줄이고 몸무게를 줄이게 되는 것이다. 유산소운동에는 걷기, 달리기, 수영, 스키, 여러 가지 댄싱 등이 있다.

그러나 유산소운동을 너무 편중되게 하여 지방을 소진하면 그나마 적어진 에스트로겐도 같이 더 줄어들 수 있다는 것을 명심하자.

☞ 진료실 Tip

카페인과 다이어트에 숨은 비밀

커피에는 카페인이 들어 있고, 이 카페인은 다이어트를 할 때 다음과 같은 역할을 합니다.

1. 카페인은 지방분해를 촉진시켜서 운동 시 지구력을 향상시키는 작용이 있습니다.
2. 운동 전에 카페인을 마시면 에너지를 많이 내게 해줍니다. 이것 때문에 운동선수에게는 카페인이 금지 약물로 지정되어 있는 종목들도 있습니다.
3. 카페인을 500mg 섭취하면 기초대사율이 10~20% 정도 증가합니다. (커피 5잔 정도가 대략 500mg)
4. 식사성 열 발생을 증가시킵니다(음식 섭취를 하고 위장기관 등에서 에너지를 소비하는 걸 식사성 열발생이라고 합니다).
5. 이뇨작용이 있어 섭취 후에 수분이 빠져나가 일시적으로 부기를 해소해 줍니다. (수분이 빠져나가니 일시적으로 체중이 감소할 수 있습니다).

이것만 보면 카페인이 다이어트에 아주 좋은 것으로 착각을 할 수 있는데, 많이 마시게 될 경우에는 절대 다이어트와 건강에 도움이 되지 못합니다.

다이어트를 할 때에 카페인을 많이 섭취하게 되면 비타민 B군의 흡수를 방해하기 때문입니다. 우리 몸에서 지방을 연소하기 위해서는 비타민 B군이 많이 필요합니다. 그런데 만약 커피를 많이 섭취하게 되면 비타민 B군의 흡수를 방해하므로 결과적으로 카페인은 지방연소의 적이 됩니다.

또 카페인의 많은 섭취는 건강에도 해로울 수 있습니다. 심장계질환을 유발할 수 있고, 위산 분비를 과다하게 증가시켜 위 점막을 손상시킬 수 있으며, 지나친 이뇨작용으로 무기질의 결핍을(골다공증 원인) 초래할 수 있습니다.

사람들 대부분이 커피로 카페인을 많이 섭취하게 되는데, 프림과 설탕을 섞어 먹게 되는 커피 한 잔에는 45kcal 정도의 칼로리가 들어있어 커피 한 잔도 칼로리가 높으니 당연히 자주 마시게 되면 다이어트에 역행하게 됩니다.

그러니 드시더라도 원두커피를 드시는 것이 더 나을 수 있습니다. 적당한 카페인은 지방분해를 촉진시키는 등 다이어트에 어느 정도 도움을 주지만 많이 섭취하게 되면 다이어트와 건강을 해칠 수 있으니 적당히 드시는 것이 좋습니다.

05_또 다른 시작점 50대~ 생리 이야기

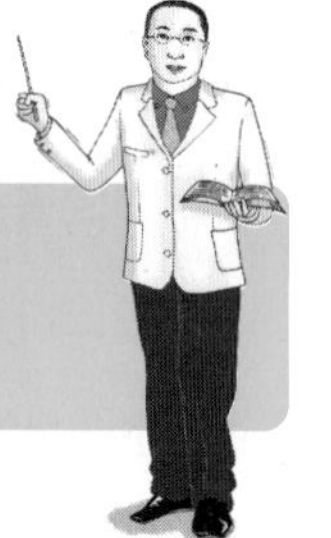

운동을 할 때는 적당한 강도로~

운동을 열심히 하는 것도 중요하지만 자신에게 알맞은 종류의 운동을 선택하는 것 또한 중요하다. 왜냐하면 운동에 재미가 없으면 계속하기가 괴롭기 때문이다. 한 가지 운동을 계속하는 것보다 여러 가지 운동을 골라서 이것저것 번갈아서 하면 덜 지루하기도 하려니와 유연성 증대의 효과, 근력 강화의 효과, 지구력 향상의 효과를 얻을 수 있어서 좋다.

모든 운동은 오래 계속되어야만 소기의 효과를 얻을 수가 있다. 일단 끝까지 운동을 하겠다고 마음을 먹었다면 처음 권유할 수 있는 운동은 재미있는 유산소운동이 좋다. 거기에다 흥미가 될 만한 체중부하운동을 적당히 추가한다. 어떤 운동이 재미있는지는 처음에는 잘 모를 수가 있으므로 이것저것 시도해 보는 게 좋을 것이다. 하다보면 어떤 것이 신체적으로나 심리적으로 자기에게 적당한 것인지 알게 될 것이다.

무엇보다도 중요하고 잊지 말아야 할 것은 운동을 시작하기 전에 건강진단을 꼭 시행하여 그 운동이 자신에게 적합한 운동인지를 확인하는 것이다. 그리고 다시 한 번 강조해야 할 것은 운동이 생식계통의 기능을 향상시키기는 하지만 너무 달리기를 심하게 하는 중년여성에서 생리가 완전히 끊기는 일이 생기며, 그 결과 뼈의 생성을 돕는 에스트로겐의 작용을 잃게 된다는 사실이다.

운동은 적당하게 할 때에 효과를 보는 것이지 지나친 운동은 해가 될 수가 있다. 마라톤 같은 힘든 운동을 하면 난소의 활동을 변화시키고 몸의 지방분이 지나치게 감소하기 때문에 체내에서 에스트로겐의 생성이 장해를 받는데 그렇게 되면 골다공증에는 마이너스 요인이 되는 것이다.

1주일에 적어도 3~4일은 운동하는 것이 필수다. 한 번 할 때는 20분 내지 40분을 계속한다. 자기의 건강상태에 맞춰서 하되 진도를 빨리 나가려고 애쓰지 말고 계획한 대로 실행한다. 스트레칭, 근력운동은 몸에 맞게 꼭 필수로 해주는 것이 좋다.

유산소운동은 체지방의 정도에 따라 조절하며, 1주일에 3번, 20분 이상해야 한다. 운동의 강도는 자기의 최대 맥박수의 60~75%가 될 때까지 하는 것이다. 최대 맥박수란 220에서 자기의 나이를 빼면 된다. 운동의 강도는 최대 맥박수의 60~75%에 도달될 때까지 계속한다. 예를 들면 50세는 최대 맥박수가 170이고 102~127이 운동의 목표가 되는 맥박수다. 이것을 표적 맥박수라고 한다. 이 표적 맥박수에서 운동을 20분 정도 해주는 것이 효과적이다.

☞ 진료실 Tip

체지방을 효과적으로 없애는 법

체지방을 효과적으로 연소하기 위해서는 첫째, 산소가 필요합니다. 운동을 하게 되면 여러 신체의 자극을 통해 지방의 분해를 높이는 호르몬을 분비하게 됩니다. 그런데 지방이 분해돼도 지방을 에너지로 사용하지 않으면 체내에 머무르게 되고 결국 체지방은 없어지지 않습니다. 지방을 에너지로 사용하여 신체에 축적되어 있는 체지방을 줄이기 위해서는 산소가 필요합니다. 산소를 사용하는 운동은 무산소운동(근력운동)보다 유산소운동인데, 무산소운동을 통해서도 유산소운동과 같은 효과를 얻을 수 있습니다.

둘째, 체지방을 효과적으로 연소하기 위해서는 적색근(지근)을 사용하는 운동이 효과적입니다. 근육을 두 가지로 분류를 하면 붉은색을 띠는 적색근(지근)과 백색을 띠는 백색근(속근)으로 나누어져 있습니다. 적근(지근)은 지구력의 능력을 가지고 있고, 백색근(속근)은 순발력의 능력을 가지고 있는 근육입니다. 지방을 분해하는 데 가장 효과적인 운동은 적색근(지근)을 사용하는 운동입니다. 적색근(지근)은 척추를 감싸고 있는 주위근육이라든지 손, 발의 깊은 곳에 있는 근육에 많이 분포하고 있는데, 이 적색근(지근) 운동은 강도가 약하고 느릿한 지구력을 사용하는 운동에 주로 사용되는 근육이므로 지방을 분해하여 에너지를 방출할 때는 많은 산소를 충분히 섭취할 수 있기 때문에 도움이 됩니다.

단백질 다이어트에 숨은 함정

우리나라 사람은 주식이 쌀(탄수화물)이다보니 탄수화물의 과다섭취로 살이 찐 경우가 대부분이고, 서양 사람들의 주식은 단백질과 지방이라 지방과 단백질의 과다 섭취로 인해 살이 찐 경우가 대부분입니다.

그래서 살이 찐 체형에도 차이가 있습니다. 서양 사람들은 상당히 거구의 체형으로 살이 찌지만, 우리나라 사람들은 서양 사람들에 비해 거구가 되는 경우보다 마른 비만형이 많습니다.

요즘은 우리나라 사람들도 지방의 섭취가 늘어감에 따라 살이 찔 때 체형이 전보다 커지고 있기는 하지만, 그래도 평균적으로 볼 때 서양 사람들보다 체중이 그리 많이 나가는 것은 아닙니다. 그러니 주로 섭취하는 영양소가 달라 다이어트를 할 때 식단의 처방도 달라야 합니다.

지방과 단백질이 주식인 서양 사람들은 지방이나 단백질의 원인으로 살이 찐 경우가 많으므로 다이어트 처방을 할 때 식단에서 탄수화물을 많이 섭취하도록 권합니다.

그런 반면 우리나라 사람들은 탄수화물을 주식으로 하기 때문에 탄수화물의 원인으로 살이 찐 경우가 많아 다이어트 처방을 할 때 단백질을 많이 섭취하도록 권합니다. 실제로 단백질을 이용해 다이어트를 하는 연예인들이 우리나라에 꽤 많습니다. 대표적으로 옥주현과 배용준이 화보를 찍기 위해서도 그랬고, 단백질을 이용해 몸을 만들려고 했던 것은 다 이유가 있는 것입니다.

그러나 장기간 단백질만 먹게 되면 문제가 발생하므로 어떤 방법으로 하든지 3대 영양소는 기본적으로 섭취를 해주어야 합니다.

요약하자면 탄수화물을 주로 섭취하는 한국 사람의 다이어트 방법에는 단백질 섭취가 중요한데, 단백질은 체중 1kg당 1g 정도의 단백질을 섭취하는 것이 좋습니다. 예를 들면 체중이 62kg이면 62g의 단백질을 하루 동안 섭취해 주어야 좋다는 뜻입니다.

달걀흰자 1개는 대략 6g 정도의 단백질을 가지고 있고, 닭가슴살과 참치 통조림, 연어, 돼지의 살코기, 단백질 보충제 등도 단백질을 섭취하기에 아주 좋은 단백질 음식입니다.

한의사 아빠가 딸에게 들려주는

생리 콕! 불임 뚝!
자궁의 일생

저자 / 박영철(하이미즈한의원 원장)

1판 1쇄 인쇄 / 2009년 9월 9일
1판 1쇄 발행 / 2009년 9월 18일

발행처 / 건강다이제스트사
발행인 / 이 정 숙
편　집 / 김 향 은

출판등록 / 1996. 9. 9
등록번호 / 03 - 935호
주소 / 서울특별시 용산구 효창동 5-3호 대신 B/D 3층(우편번호 140-896)
Tel / (02) 702 - 6333 Fax / (02) 702 - 6334

값 10,000 원
ISBN 978 - 89 - 7587 - 062 - 0 03510